脉法捷要

带您回归正统脉法之路

刘建立◎编著

U0189057

中国科学技术出版社

·北 京·

图书在版编目（CIP）数据

脉法捷要：带您回归正统脉法之路 / 刘建立编著． —北京：中国科学技术出版社，2016.12（2019.9 重印）

ISBN 978-7-5046-7323-7

Ⅰ．①脉… Ⅱ．①刘… Ⅲ．①脉学 Ⅳ．① R241.1

中国版本图书馆 CIP 数据核字（2016）第 313905 号

策划编辑	焦健姿
责任编辑	焦健姿　黄维佳
装帧设计	华图文轩
责任校对	龚利霞
责任印制	李晓霖

出　　版	中国科学技术出版社
发　　行	中国科学技术出版社有限公司发行部
地　　址	北京市海淀区中关村南大街 16 号
邮　　编	100081
发行电话	010-62173865
传　　真	010-62179148
网　　址	http ://www.cspbooks.com.cn

开　　本	710mm×1000mm　1/16
字　　数	135 千字
印　　张	10.5
版　　次	2016 年 12 月第 1 版
印　　次	2019 年 9 月第 2 次印刷
印　　数	5001 － 8000 册
印　　刷	北京顶佳世纪印刷有限公司印刷
书　　号	ISBN 978-7-5046-7323-7/ R・1979
定　　价	26.50 元

内容提要

本书详述了笔者研究探讨脉学的思路及方法，把脉学和阴阳五行理论系统地结合起来，从寸口阴阳五行的属性谈起，把寸关尺、五脏、阴阳五行理论有机地统一起来。历代脉学著作，特别是《脉诀》和《濒湖脉学》编成的口诀，大多要求背诵记忆，且内容散乱，不利于临床系统掌握。本书向读者提供了一种诊脉的系统思维模式，只要理解就能运用于临床。本书内容深入浅出，有理有据，简单易学，弥补了脉学研究方面的不足，并使之更实用化，适合临床中医及中医院校师生阅读参考。

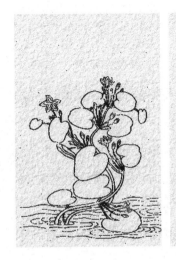
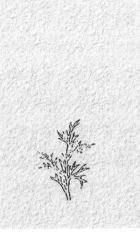
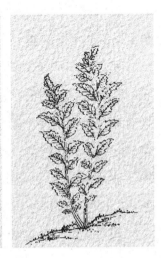

我的脉学之路

脉学在中医诊断中的作用和地位是我们熟知的，而普通民众通常把中医称作"脉理先生"。意思是说，作为一名中医，其技术水平的高低要看他的脉理如何。我们常说："望而知之谓之神，闻而知之谓之圣，问而知之谓之工，切而知之谓之巧。"望、闻、问、切是中医诊断疾病的基本手段，是中医诊断疾病的四个步骤。不过，在普通老百姓的眼里，最看重的还是"脉理"，不管临床经验多么丰富，作为临床医生，特别是基层的临床医生，就必须首先过"脉理"这一关，这样才有可能赢得患者最基本的信任。如果"脉理"这一关过了，就说明你已经登堂入室了，在诊治复杂疾病的时候才有可能真正做到有据可凭、游刃有余。

我对脉学的认识就经历了这样一个从感性到理性、从盲目到谨慎，再到认真思考并去努力实践的过程。

那是20多年前的事情，那时候高中刚毕业，我带着复杂的心情接到了河南中医学院的大学录取通知书。"中医有中医的好处，不用到医院做检查就能够凭借3个指头随时诊病，既简单方便，又快捷，值得期待"。这是我在当时，作为一个刚刚毕业的高中生在尚未接触过中医，对中医的一种朦胧认识，也是在没有真正接触过中医之前，对中医最原始的想象，即通过诊脉就可以诊断出疾病，既简单方便而又神奇。

到了大二，我开始学习《中医诊断学》，这是一部第5版的高等中医药院校教材，粗略地翻看一下，它给人的第一印象是：无论用望、闻、问、切四诊中的哪一种诊断方法来诊病，都能够发现人体气血阴阳的盛衰和患病的情况，令人期待。记得在当时，老师讲到望诊的时候，我心想，通过望一个人的皮肤色泽和形体的情况就可以知道他（她）患有什么样的疾病，中医太神奇了；如果闭上眼睛通过诊脉就能够知道患者有什么样的疾病和痛苦，岂不是更神奇？所以在当时，我是以一种崇拜的心态来看待脉诊的。由于每一门学科安排的学时都是有一定时间限制的，所以在那个时候，讲《中医诊断学》的老师花费了大约1周的时间就把脉诊给讲完了。依稀记得，当时老师讲了脉诊的原理和28种脉象及其复合脉的生理、病理和主病的情况，并且在课堂上给我们做诊脉的演示，并要求我们试着诊一下自己脉搏跳动的情况。当时我试着诊了一下自己的寸口脉，因为自己年轻，也没有什么疾病，就是体会一下诊脉的具体部位和寸、关、尺三部脉的分布情况，根本分不清浮、沉、迟、数。于是就产生了这样的疑问：通过这样的诊脉怎么能给患者诊断疾病呢？这是当时对我最大的打击：感觉脉学很无聊。就这样，在大学期间产生了对脉学的初步认识：脉诊远远没有我们最初所想象的那样"传奇而有意义"。我们在大一时学习了西医的《解剖学》，当时教我们《解剖学》的老师就明确地告诉我们，中医诊脉时所诊的寸口脉其实就是桡动脉的一小段。试想，人体有很多动脉，

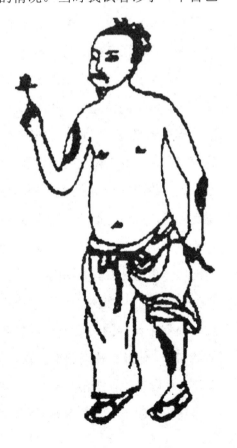

为什么古人偏偏选取桡动脉的这一小段来诊察人体的疾病呢？从解剖学的角度看，这一小段桡动脉与身体其他部位的动脉相比，究竟有什么不同之处呢？我们凭此来诊断疾病，这是不是有点荒诞不经呢？这样前后一联想，让我对脉诊大失所望。

尽管对脉诊有些心灰意冷，但我还是经常留意自己脉搏是否有变化的情况，终于在学完《中医诊断学》的第二年夏天，也就是在大三的时候，我发现了一个"重要的问题"：就是自己脉搏的跳动出现了忽快忽慢的情况。我感觉这里面有问题，就急匆匆地去学院保健科"看病"。保健科的医师当时就告诉我说："没病！"虽然是没病，我终于发现：人的脉搏确实有跳动不一样的情况。就这样，五年的大学生涯就慢慢地度过去了。

大学毕业后，我参加了工作，成了一名"名副其实"的临床医师，患者知道我是中医，就要求先诊脉。摸摸脉，真是搏动的，但我感觉不出有什么异样，这确实让人很无奈。后来，由于种种原因，自己干起了个体，开了一家个体诊所，面积不过二三十平方米。我当时认为，作为中医，一桌一椅就够了。说起来，我的诊脉技术不怎么样，但我自认为自己的中西医基础总体来说还算可以，应付小小的常见病，感觉"游刃有余"，这样就赢得了最初的"粉丝"。一天，一位比我毕业较早的、搞针灸的校友造访，寒暄之后谈到了临床上遇到的一些问题。他举了一个例子说，某日，一位患者找他诊病，他就一边诊脉，一边在想该用什么方子。我知道，对于科班出身的中医来说，学针灸专业的人不如学内科专业的人方剂记得多，他能这样想也是没有办法的事情，而且，把诊脉仅作为诊断疾病的一种"道具"去应付一下，也是"情有可原"的，因为在当时我也是按照这样的"思维习惯"来诊病的。后来一位患者造访，言谈中，他简单的几句话让我如梦初醒！他说，曾因痼疾去看一位老中医。那位老中医眯着眼，一言不发，诊了脉说，你服某某药吧。果然1个月有余，自感身体好了许多。这件事让我想起了《本草备要》序言里，在开篇提到的那一句话："医学之要，莫先于切脉，脉候不真，则虚实莫辨、攻补妄施，鲜不夭人寿命者。"这件事情提醒我，必须重视脉学在中医诊断中的作用和地位。我就想，中医脉学两千多年流传至今，绝不应该是骗人的。从此，我开始深入地研习脉学，希望能找到脉学的真谛。

刘建立

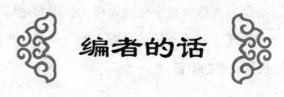

编者的话

　　《本草备要》云："医学之要，莫先于切脉，脉候不真，则虚实莫辨、攻补妄施，鲜不夭人寿命者。"然"脉理精微，其体难辨"，"在心易了，指下难明"。余从业中医临床二十载，战战兢兢，搜揽相关典籍，始对脉学有所感悟，虽不能窥其全貌也稍有心得，是故，发前贤之所发，发前贤之所未发，著书以述之。余在此书写作的过程中，竭力避免晦涩难懂之言语，即便是为晓之以理引用古籍经典，也是迫不得已，并尽力予以诠释。本书几易其稿，终就成书，书中缺点和疏漏期蒙吾侪垂教。

脉法捷要
带您回归正统脉法之路

脉诊篇　·　脉象篇　·　杂说篇　···

上篇　脉诊篇

在《脉经》及其以前的年代，中医对脉学的认识是建立在以阴阳五行理论为基础的，以阴阳五行理论作为认识问题的出发点的，让我们能够从总体上来把握寸口脉主病的问题。这种认识问题的方法能够开拓我们的思路并在诊断过程中体现脉诊的价值。

脉象反映的是疾病的病机。通过诊脉可以了解人体五脏六腑气血阴阳盛衰的情况。在杂病的诊治过程中可以确立疾病的转归并提供最后正确判断疾病病机的机会以及基本的用药方向，并对治疗的效果做出进一步的评价。

025 第三讲 脉证的从舍问题

> 脉与证有时存在从舍的问题，临证时需要依据实际情况，具体问题具体分析。

029 第四讲 诊脉的注意事项

> 失之毫厘，谬以千里，细节决定成败，为医者不可不慎。

033 第五讲 脉 势

> 脉势是气血的"波澜程度"在寸口脉的反映，脉形是脉在寸口的形态表现，两者有区别并相互联系，同时，脉势能够反映人体最基本的气血阴阳属性特点，可以提供我们治疗疾病时最基本的用药方向。

037　第六讲　寸口脉的阴阳五行属性

寸口脉有其固有的阴阳五行属性，如果我们再把气血阴阳的辨证理论引入脉诊理论中，就会对寸口脉形成的原理形成较完整的认识，从而指导临床的辨证施治。

中篇　脉象篇

089　第七讲　解读脉象

从不同的角度解读脉象我们会获得不同的认知，这就要求我们诊脉时要学会具体问题具体分析，从而获取有价值的脉学信息并做到四诊合参。

097　第八讲　五脏脉象

寸口是"脉之大会"的地方，五脏气血阴阳盛衰的变化会反映到寸口的脉象上，当我们了解了五脏脉象在寸口脉的表现之后，会对寸口脉的脉象形成一种概念性的认识，从而来指导脉诊的临床实践活动。

111 第九讲 常用脉象

所谓脉象只是人们为了语言表述的方便，人为地划分出了一些有显著特征的脉形表现，具体到每一个人和不同的患者时，脉象其实是千差万别的，这其中有一个"度"的问题，当我们熟悉了寸口脉形成的原理之后，再掌握一些常见的脉象就可以了。

(133)　第十讲　缓脉与胃气

"脉以胃气为本"，有胃气的脉象是和缓的，缓脉也有和缓和缓慢之分，这样的区分分别表示人体不同的身体状况，同时也说明，缓脉和胃气之间存在一些必然的联系和区别。

下篇　杂说篇

(137)　第十一讲　独处藏奸

"独处藏奸"理论能让我们一针见血地发现问题的所在，同时也提供给我们诊脉理论的拓展空间。

143　第十二讲　脉学模型的建立

依据经典的脉学理论建立一个正常的，标准的脉学模型，使我们能够有一个可以比对的参照物，从而来区分出不同病理状况下的脉象，这是一种有益的理论尝试并对临床具有现实指导意义。

149　第十三讲　望色与切脉

从理论的角度来看，在通常情况下，无论是生理或是病理的情况下，色脉都应当是相应的，如果色脉不相应，就能够提供给我们更多不同的信息供我们在临床时做参考。

上篇　脉　诊　篇

第一讲　脉诊在中医诊断学中的地位和作用

在《脉经》及其以前的年代，中医对脉学的认识是建立在以阴阳五行理论为基础的，以阴阳五行理论作为认识问题的出发点的，让我们能够从总体上来把握寸口脉主病的问题。这种认识问题的方法能够开拓我们的思路并在诊断过程中体现脉诊的价值。

　　别人认为你是中医，如果是熟悉的"老顾客"寒暄几句再切入正题，了解一下病情，顺势摸摸脉，这就是"顺理成章"的事情。如果碰到的是一位"新顾客"，他往往什么话都不说，就直接把胳膊伸到诊断桌上："诊一下脉吧，看我有什么病没有？"还有一些久治不愈而又有"丰富求医经历"的患者会将信将疑地对你说："给我把把脉吧，如果说对了我就找你治疗，如果说得不对，我就再找别的医师去。"作为临床医师，如果遇到这样尴尬的局面，往往说明你在患者心目中的地位、知名度还不够高，或者说，患者对你的信任程度不高。想想看，这就是"考试"呀，这是一个患者在考问医师。凡是有一些中医基础知识的人都会明白这样一个最基本的道理：中医诊断疾病讲究的是"四诊合参"。患者没有学过中医，他不知道也不需要知道什么叫作"四诊合参"。在这些患者看来，你摸了脉、说得"准"，他就信服你。如果说得"不准"，你就得"靠边站"。这是一些有"丰富"求医经历的患者因痼疾久治不愈后所表现出来的心态。当我们遇到这种情况时，是不是也会认为脉诊就像"算卦仙儿"一样会卜而知之呢。我们知道，中医在诊断疾病时，除了强调"四诊合参"的同时，往往也会强调"望而知之谓之神"。所以，如果我们通过望诊能够了解患者身体大概状况的话，即便是你对患者病情的描述有些令其不太满意的地方，哪怕是仅仅有一点儿能够挨上边的，患者就会对你的"医术"有所认可。这对于一个"初上前线的子弟兵"来说，确实是一种巨大的挑战。那时候我刚独立"营业"，别说脉诊过不了关，即便是望诊也是一筹莫展，唯一"比较娴熟"的就是问诊了，于是就有了"初上前线"的同行们一边给患者诊脉，一边又对患者进行旁敲侧击的尴尬情形。基于这样的诊病经历，我发誓一定要深入地研究一下脉学理论，希望能用自己的"真才实学"来证明自己的"能力"，并因此感动患者。

我当时首选的脉学读本就是《濒湖脉学》。当你逛书店的时候，时不时地会发现它摆在书店的货架上，所以找这样一个脉学的读本并不是一件很困难的事情。《濒湖脉学》这本书并不算厚，而给人的感觉却是内容繁多而"井然有序"，从浮、沉、迟、数到寸口脉的寸、关、尺三部脉的各自主病，感觉这里面讲的东西"面面俱到"且"细致入微"。对我而言，已经是三十岁的人了，背诵的能力远不如以前，加之日常的生活琐事困扰，如果要把它完全背诵下来，几乎是不可想象的。所以，只能抽空捡一些典型的脉象记忆一下，希望在诊病时能有所验证并对提高自己的诊脉水平有所帮助。比如说浮脉，其在指下的脉形表现是："举之有余，按之不足"，这是《濒湖脉学》引用《脉经》的认识观点："浮脉惟从肉上行，如循榆荚似毛轻；三秋得令知无恙，久病逢之却可惊。"因为年龄较大的缘故，像这样的体状诗一类的东西要我完全背诵下来是一件很困难的事情，即便是有能力背诵但在时间上也是不允许的，所以我就注重理解它的含义：浮脉的脉象表现就是轻取时可以感受到在指下的脉搏，如果稍微用力按压，脉搏在指下跳动的力度和幅度都会相应地有所减弱，这个就是浮脉的特点，这也是上大学时，就已经在课堂上了解过的东西。我的理解是：浮脉就是轻手搭脉就可以感觉到脉搏在指下的跳动，一般情况下，我们诊病时如果遇到浮脉，就可以认为患者不会有什么大不了的疾病，而一旦遇到一个久治不愈且重病缠身的患者，且出现脉有浮的情况

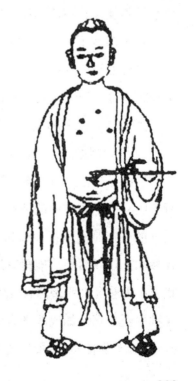

时，这往往就表明它几乎是难治的疾病了。由此来看，这也是一个临床医师在研习脉学时所特有的优势：虽然背诵的能力较差，却能够随时随地把理论和实践结合起来，以便于我们在临证时能够随时检验我们所认知的理论正确与否，从而相应地获取一些经验。当我们遇到患者有浮脉的情形表现时，首先要看患者的年龄，如果患者有浮脉的表现，而且是年轻人，又没有什么重病缠身，基本就可以认为是小毛病了；倘若是年龄较大的患者，又没有感冒发热、头痛、流涕、咳嗽等感冒的症状且有痼疾缠身而临床症状又较重的话，这往往说明他（她）可能患有难治之症了。即便如此，读过《濒湖脉学》之后也只能说明，对一些典型的脉象有了一些初步的、一般性的概念认识。当时的体会是：像这样地理解和看待脉学，虽然具有一定的启发性，而要想真正地用它来系统、有效地指导我们诊脉的临床实践活动，或者说，以这种对典型脉象的理解来运用于指导临床实践活动而又要能自圆其说的话，还是远远不够的。这是因为，如果我们要把 28 种脉象及其复合脉的情况和寸口脉的寸、关、尺三部来一个分别对应的话，即便是全部背下来，临证的时候也未必都会像书本上所说的那样，都能一一对得上号，难以"左右逢源"。这是我当时运用脉学理论来指导临床实践时所感受到的最大困惑和挑战。

因为喜欢读书和买书，所以在上大学期间，经常会到学院图书馆借阅一些有关中医的典籍或者到书店里购买这类图书。大概是由于厚古薄今的意识已经在自己的思维里产生了根深蒂固的影响，我不太喜欢读现代人所著的有关中医方面的著作，而是对中医古籍"情有独钟"。所以，在上大学的五年时间里很少看讲义，讲义在课堂上老师都讲了，潜意识告诉我参加工作以后不可能再有这样的机会近距离接触这么多的中医古籍了。我也不大看今人所著的有关中医方面的著作，而是经常从学院图书馆借阅各种中医古籍，如《医学衷中参西录》《临证指南医案》《脾胃论》《医林改错》《本草备要》《景岳全书》《杂病广要》等。当然，为了扩展自己的知识面，以便于将来能更好地适应临床的需要，这其中也借阅了一些有关西医方面的经典专科著作，如《肾病学》《肝胆病学》等。因为在那个时候，我仅仅是一个医学生，读书的唯一目的就是希望由此来开拓一下自己的眼界，从来就没有为了研究脉学而去专门阅读一些相关的中医典籍的想法。在借阅学院图书馆各种中医典籍的同时，我也经常会抽空去逛各式各样的书店并购买一些有关中医古籍方面的图书，我当时认为那些图书以后不可能再看到或者说以后可能会在临床上用得着的东西。在当时，有位朋友在另外的一个大城市里，我就请求他，有机会给我买一些有关中医方面的书籍。其实他不懂中医，又因为我也是刚进入河南中医学院不久，所以我自己也不知道究竟该买哪些中医书籍才好。我说："你看着给我买就行了。"结果还真买了一些当时自己感觉不错的图书，像《中医大辞典》《宋元明清名医类案》《丹台玉案》《难经白话解》等。

《难经白话解》这本书，一看书名就感觉不错。那时候虽然学习了《医古文》，对训诂也有了一些了解，毕竟接触中医这门学科的时间还很短，像《黄帝内经》《难经》《伤寒论》这样的书籍即便是读了原文，如果在没有注释和翻译的情况下，要想知道书里面究竟说的是什么意思是很困难的。在学院的教学大纲中，《难经》不是必修课程，甚至连选修课都不是，在课堂上，每当谈到《难经》的时候，老师都会这样说：《难经》是对《黄帝内经》内容的补充。在当时的大学校园里，不论是老师、校友还是同学在讨论学习中医有哪些图书可以作为首选时，大家往往都很兴奋地、几乎是异口同声地推荐张锡纯的《医学衷中参西录》和张景岳的《景岳全书》这两部著作，这叫"众望所归"。在当时我很留意大家的这些建议，所以特地从学院的图书馆借来了这两部书。现在依稀记得，当时所看到的《医学衷中参西录》这部书分上下两册，什么版本我不懂，只是感觉里面内容丰富、言语深入浅出而贴切，所论内容皆翔实有据，确实是一本不可多得的，而且认为在将来临床时很可能会是很实用的好书，所以我不但看，而且摘抄了书里面不少认为自己在将来临床时可能真正能用得着的东西。相对而言，《景岳全书》这部书给人的总体印象是：它所涉及内容和问题更加广泛，它更像是一部关于中医理论的百科全书，内容更全面而且谈到了医和易之间的关系，所以在当时对它也很感兴趣。因为精力有限，就没有做更多的笔记和摘抄，不过书里面有关讨论脉学的章节，感觉特别有意义，也就抄录了其中的一些片段。毕竟在那个时候，我只是处于学习中医基本理论的阶段，没有接触过临床，所以做这样摘抄的目的也只是希望能够储备一些"必要的"脉学知识，以备以后在临床时能够对自己有所启发。

因为《难经》不被大家所推荐，所以从来就没有想到过会去认真地阅读，而有了《难经白话解》这本书的时候，也只是出于一种好奇心而促使自己浏览一番，当时我看这本书的目的，就是想了解一下《难经》这本书里面到底说了些什么，这是我第一次"零距离"接触的又一本有关中医的专著——《难经》原始版本的白话解。严格地说，《难经》不是一部关于中医脉学的专著，正如上大学时老师在课堂上经常所说的那样，《难经》是对《黄帝内经》内容的补充，只不过书中所谈到的大部分内容都与脉学相关而已。因为我是以一个医学生，而不是以一个临床医师的身份来阅读的，所以在当时最大的感受就是看到了一些在大学课堂没有讲到的东西，这就像是一个喜欢旅游的人没有到过风景区而看了一部相关的电影纪录片一样，画面虽然精彩但印象不深刻。

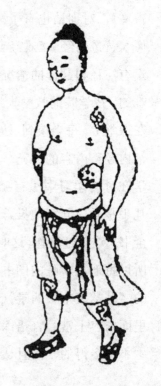

《丹台玉案》是我在上大学时所读过的另外一部书。在这部书的开篇《先天脉镜》里，作

者就首先讨论了脉学，作者号称自己的脉法是得到了"异人秘授"。因为是"异人秘授"的缘故，所以很好奇，当时包括后来，我就试着读了几遍，但始终不得要领。不过书里面所说的"夫诊脉下指之时，须关胃气为主"这句话至今令人印象深刻。

当五年的大学生涯终于度过，进入临床成为一个"名副其实"的"天使"的时候，这才发现问题远远没有我们当初所想象的那么简单。在临证的过程中，我们往往会发现一些患者在面对坐诊的医师时，首先不分青红皂白地就让你给他诊脉，从而以此来判定你的诊疗技术是否"高明"。这就像是"考官"一样不时地给我们这些中医的临床医师们从不同的角度出不同的命题，然后让我们依据他们所设定的"标准答案"来回答他们所认可的东西。这个时候，任何的"谦虚"都不能赢得他们的"信任和同情"。所以，患者希望你"闭上眼睛"通过诊脉就能够回答上来"主考"所需要的东西，这是作为一个基层中医工作者很无奈但又必须面对的现实问题。从现实的临床经验来看，如果你当时回答对了，只能说明患者认可了你所谓的"能力"，承认了你的诊疗技术是"高明"的，而下一步才是对你真正的临床考验，那就是服用你开的药之后的疗效问题了。

从现存的医学典籍来看，脉学的起步和《黄帝内经》一样历史悠久。在《黄帝内经》这部中医经典著作里面就有不少的章节谈到了有关脉诊的问题，只不过在《黄帝内经》成书的那个年代，当时的医师们在诊脉时通常采用的是所谓的"三部九候"的诊脉方法，这种诊脉的方法被称为"遍诊法"。很显然，这种"遍诊法"的脉诊方法有别于我们通常所采用的寸口诊脉法。"遍诊法"的诊脉方法和我们通常所采用的寸口诊脉法一样，都是强调"三部九候"的，只不过"三部九候"的内容有所不同。在《黄帝内经》时期的"遍诊法"当中，"三部九候"分别候取的是人的头部、足部和手部的经脉，而每一部经脉又分别有三候，分别来对应天、地、人。这样的诊脉方法符合古人"天人相应"的哲学思想。如《素问·三部九候论》所说的那样："帝曰：何谓三部？岐伯曰：有下部，有中部，有上部，部各有三候，三候者，有天，有地，有人也，必指而导之，乃以为真。上部天，两额之动脉；上部地，两颊之动脉；上部人，耳前之动脉。中部天，手太阴也；中部地，手阳明也；中部人，手少阴也。下部天，足厥阴也；下部地，足少阴也；下部人，足太阴也。故下部之天以候肝，地以候肾，人以候脾胃之气。帝曰：中部之候奈何？岐伯曰：亦有天，亦有地，亦有人。天以候肺，地以候胸中之气，人以候心。"我们现在依据《难经》的理论，在诊脉的时候不是采用"遍诊法"，而是采用寸口诊脉法，这在中医脉学理论的发展过程中具有里程碑的意义，其意义在于医师诊脉时"省劲"了，减少了临床医师诊断疾病时的工作量和一些烦琐的步骤，是对《黄帝内经》烦琐的脉诊方法的一种简化，虽然是简化了的诊脉方法，却和"遍诊法"一样具有同等重要的功能和临床意义。这是因为，《难经》提出的寸口诊脉法同样也能体现古人"天人相应"的哲学思想并具有较强的可操作性。在《难经》提出的寸口诊脉法当中，对寸口脉的认识是：寸口脉分寸、关、尺三部，而每一部又可以分别浮取、中取和沉取。寸部脉法天，用来诊察胸部以上到头部的疾病；关部脉法人，用来诊察胸膈以下到脐部的疾患；尺部脉法地，用来诊察脐以下到足部的疾病。如《难经·十八难》云："脉有三部九候，各何主之？然：三部者，寸、关、尺也。九候者，浮、中、沉也。上部法天，主胸以上至头之有疾也；中部法人，主膈以下至脐之有疾也；下部法地，主脐以下至足之有疾也。"同时，《难经》还认为，浮取可以候心肺之脉，沉取可以候肝肾之脉，中取可以候脾脉，如《难经·四难》云："脉有阴阳之法，何谓也？然：呼出心与肺，吸入肾与肝，呼吸之间，脾受谷味也，其脉在中""心肺俱浮，何以别之？然：浮而大散者心也；浮而短涩者肺也。肾肝俱沉，何以别之？然：牢而长者肝也；按之濡，举指来实者肾也。脾者中州，故其脉在中。"这种对寸口脉的寸、关、尺三部和浮、中、沉分别候取的方法和《黄帝内经》中所谈到的"遍诊法"一样，同样含有"天、地、人"的意味，同样可以体现古人天人相应的哲学思想，这种把思考天人相应的哲学思想具体到寸口脉的运用时，就像是《黄帝内经》在运用天人相应理论指导"遍诊法"时的一个浓缩版。我的疑问是：两千多年来从来没有哪一位真正的中医人士对《黄帝内经》的理论真正产生过怀疑，而其中的脉学理论经过历代中医发展到现在，几乎改变了原来所有的面目。也许，这就是中医脉学理论的进步所在；也许，这就是像中医这样的传统文化所特有的现象：既有经典理论这个永恒主题的存在，然后经过历代医家的"自由发挥"，从而以不同的视角来审视和看待脉学理论的问题，这有点儿像一个基督徒对待《圣经》一样，一个真正的基督徒从来不会怀疑《圣经》里面有什么逻辑思维和认识方面的问题，而基督徒却可以在自己的生活实践中把对它的认识具体化、形象化。

从小学到中学，再到大学最初的阶段，这是一个"天天向上"的进步过程，是一个人积累基础知识的重要时期。在这个时期当中，我们在学校里所学习的知识和定律都是耳熟能详的，在具体到每一个公式、每一个定律的时候，它们在特定条件下所得出的结论都是正确的，没有必要过多地用其他的思维方法来怀疑它的正确性。记得在上中学物理课的时候，物理老师讲到了爱因斯坦的相对论，说相对论有广义和狭义之分，它们分别适用于不同的条件和场合，这种对相对论广义和狭义的分别表述在当时对我产生了深刻的印象。

人们通常把中医称作传统医学，西医称作现代医学。现代医学（西医）在对概念的认识上是基本一致的，即在对同一个概念的认识上一般不会有两种不同的表述情况。在对一个概念的表述得到人们公认的情况下，以此概念为基准，再进一步研讨更深层次的问题，这是一种合理的逻辑思维方法，但是，当我们真正接触到了中医理论之后，就会对这样的逻辑思维认识产生较大的改变。举一个简单的例子，上大学时所学过的《中医基础理论》教科书中就谈到了"神"的概念，它在给"神"这个概念下定义的时候,特别强调了中医所说的"神"在概念上有广义和狭义之分。《中医基础理论》教科书告诉我们:狭义的神是指人的精神意识思维活动,而广义的神是指自然界一切物质的功能和变化。因为那个时候是初次接触中医,所以对这种名词还要在概念上区分狭义和广义的情况很不习惯。每当中医解释其概念而出现这样的情况时,我就在想,中医对同一个名词为什么要有两种不同的解释呢?或者说为什么两种不同的意思非要用同一个词汇来表述呢?诸如此类的问题比比皆是。比如说"伤寒",在《伤寒论》教科书里面谈到"伤寒"这个概念的时候,就特别强调,"伤寒"的含义有狭义和广义之分:狭义的伤寒是指人体感受了风寒等外感致病邪气,如《伤寒论·辨太阳病脉证并治》所说:"太阳病,或已发热,或未发热,必恶寒、体痛、呕逆、脉阴阳俱紧者,名为伤寒",而广义的伤寒是指一切外感疾病的总称,比如《素问·热论》所说的那样:"今夫热病者,皆伤寒之类也"等;再比如"中风",在《伤寒论》里面,中风就是指的伤风,如《伤寒论辨·太阳病脉证并治》所云:"太阳病,发热、汗出、恶风、脉缓者,名为中风",这样的定义就是狭义的,其实在《黄帝内经》那个时代人们就已经认识到"中风"的概念是具有广泛意义的,有中风、真中风和偏枯等不同,如《素问·风论》云:"饮酒中风,则为漏风。入房汗出中风,则为内风。新沐中风,则为首风。久风入中,则为肠风飧泄";《灵枢·邪气脏腑病形》云:"五脏之中风奈何?"《灵枢·经脉》云:"汗出中风,小便数而欠";《灵枢·九宫八风》云:"凡治消瘅、仆击偏枯、痿厥、气满发逆,肥贵人则膏粱之疾也";《素问·通评虚实论》云:"汗出偏沮,使人偏枯"等;又《素问·生气通天论》

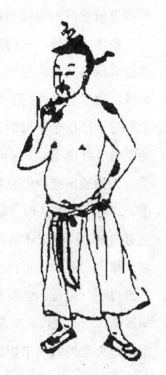

云："三阳三阴发病，为偏枯痿易，四肢不举"；《素问·阴阳别论》云："偏枯，身偏不用而痛，言不变，志不乱，病在分腠之间。巨针取之，益其不足，损其有余，乃可复也。"诸如此类的问题还很多，如与"胃痛"相近的概念，在中医理论中就有胃痛、痞痛、心下痛、心痛、真心痛等不同的概念区分，像这样的中医概念的不同表述情况，在中医发展的历程中是不胜枚举的。当我们对中医理论中的许多概念有了初步的了解并意识到，古人由于当时认识问题的局限性和交流的不便而后又互相发挥，才会出现我们现在所看到的这种解释概念的情况时，我们就会发现中医理论的发展正是经历了这样一个艰难曲折的历程，而脉学理论的发展也同样绕了这样一个"古怪的圈子"，当然这不等于说我们对于同一种脉象会有不同的概念解释方法，因而让人产生疑惑，而是说中医脉学理论在其历史发展的进程中同样也经历了这样一个曲折的弯路。这其中的界限是以《脉经》作为分水岭，《脉经》前后对脉学的认识方法显然存在着巨大的反差，在《脉经》及其以前的年代，中医对脉学的认识是建立在以阴阳五行理论为基础的，以阴阳五行理论作为认识问题的出发点的，对寸口脉从寸、关、尺和浮、中、沉等不同的角度来考察五脏主病的问题时，总是从这样的角度来认识寸口脉主病问题的。这样一种考察脉象的方法可以让我们从不同的角度来审视和把握寸口脉，这种认识问题的方法虽然因为模糊而显得不够具体，却避免了盲人摸象的弊端，让我们能够从总体上来把握寸口脉主病的问题。我们在读一些中医经典理论的过程中，常常会发现，在不少的情况下医师诊脉时其实是不区分寸、关、尺三部脉不同部位的，或者说，在对寸口脉主病这个问题的认识上，往往是从对寸口脉总体的把握这个角度来认识和看待问题的。比如《伤寒论》所说："太阳之为病，脉浮""太阳病，下之后，脉促、胸满者，桂枝去芍药汤主之"等。在这里，无论是"脉浮"或者是"脉促"都是对寸口脉从总体上的把握，而不必对寸、关、尺三部脉进行分别区分。即便是在杂病的诊疗过程中也往往这样，比如《金匮要略》所说：

"肺痿之病，若口中辟辟燥，咳即胸中隐隐痛，脉反滑数，此为肺痈，咳唾脓血""风水其脉自浮，外证骨节疼"等。在这里，"脉反滑数"和"脉自浮"也是基于对寸口脉总体的把握来认识问题的，是不曾对寸、关、尺三部脉进行区分的。自《脉经》及其以后的年代，人们对脉象的认识倾向于精细化，这种精细化地认识寸口脉的方法，集中体现在对寸口脉的寸、关、尺三部分别主病问题认识上的精细化，从而忽略了从浮、中、沉和上、中、下三焦以及从对寸口脉的总体把握上来认识五脏主病的问题。这种精细化的脉学理论虽然细致入微而又面面俱到，却给后来研习脉学的同行们带来了很多学习和理解上的困惑，所以后人经常会提出这样的疑问："为什么数脉还要分寸、关、尺呢？当患者出现有数脉的情况时，是不是其寸、关、尺三部脉都一定是表现为数脉的情形呢？"如果我们能够对寸口脉从总体上来把握其脉象而不是分别于寸、关、尺的话，相信就会避免诸如此类的疑问。

这种对寸口脉的寸、关、尺三部分别主病的精细化认识，虽然显得更精确却往往给人的感觉是目无全牛，这不能不说是中医脉学理论在其发展过程中的一种悲哀。如今，人们已经意识到传统医学（中医）和现代医学（西医）对人体的生理和病理的认识，其区别之一就是：中医（传统医学）通常是站在宏观的、整体的、系统的角度来看待和认识问题的，而西医（现代医学）通常是站在细胞、分子的水平，这种微观的角度来看待和认识问题的。也就是说，中医（传统医学）总是从总体上站在全局的角度来认识和把握疾病本质，而西医（现代医学）总是从具体的细节来深入思考并发现产生某种生理或病理现象的原因所在。不过现代医学理论也已经认识到这种从深层次的细节来探讨问题的局限性，并设法从系统的、社会的角度来研究和探讨人体的生理和发病情况，试图通过建立不同的医学模式来解决这个问题，而这正是我们在研究和讨论寸口脉主病这个问题时，究竟应该把它宏观化或者是把它精细化时所要认真思考的问题。

在寸口脉主病这个问题上，如果我们既能够从宏观的角度来看待和审视问题，即通过对寸口脉的总体把握来认识脉象；又能够从微观的角度来考察它，即通过对寸口脉的寸、关、尺三部和浮、中、沉的分别来考察，并把二者有机地结合起来，我们就站在了一个全新的高度。

现在我们一致认为：《难经》确立了"独取寸口"的脉诊理论。如果我们要研究或者讨论脉学，就有必要认真思考一下《难经》里面有关脉学的理论论述到底都表达了什么样的基本学术观点，而思考这样一个问题有助于我们深刻理解并掌握脉学的基本原理并且有着重要的现实指导意义。

首先，《难经》确立了"独取寸口"的脉诊理论。

关于诊脉取寸口的原理在《黄帝内经》里面是有论述的，《素问·五脏别论》云："帝曰：气口何以独为五脏主？岐伯曰：胃者，水谷之海，六腑之大源也。五味入口，藏于胃以养五脏气，气口亦太阴也。"这就是诊脉取寸口的理论依据。而《难经》认为诊脉可以摒弃"遍诊法"的烦琐，诊脉时独取寸口就可以了，这显然是脉诊理论的一种进步。《难经·一难》云："十二经皆有动脉，独取寸口，以决五脏六腑死生吉凶之法，何谓也？然：寸口者，脉之大会，手太阴之脉动也。"《难经》认为：手太阴肺经是"脉之大会"的地方。所以，诊察手太阴肺经经脉的跳动情况就可以知道其他经脉气血和脏腑的盛衰情况，由此，三部九候的"遍诊法"被"独取寸口"的诊脉方法所取代。

其次，《难经》明确地指出了寸口脉尺寸的阴阳属性。

《难经·二难》云："脉有尺寸，何谓也？然：尺寸者，脉之大要会也。从关至尺，是尺内，阴之所治也，从关至鱼际，是寸口内，阳之所治也。"我们注意到"从关至尺，是尺内，阴之所治也，从关至鱼际，是寸口内，阳之所治也"，这一观点的提出所表明的意义："从关至尺"指的是尺部脉，尺部脉是"阴之所治"的地方，所以尺部脉具有阴的属性；"从关至鱼际"指的是寸部脉，寸部脉是"阳之所治"的地方，所以寸部脉具有阳的属性。

我们还知道，关部脉位于尺寸之间，由此我们可以推断：关部脉就是阴阳二气过渡的场所，或者说是阴阳之气交换的场所。

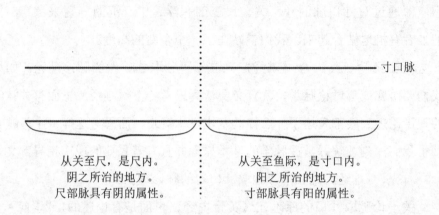

《难经》这种对尺寸脉阴阳属性的划分所表明的意义是，寸口的寸、关、尺三部脉本身就具有着固有的阴阳属性，这样一种脉学的理论观点具有重要的研究价值，而且提供给我们诊脉时最基本的思维方法和思路。

最后，《难经》对寸口脉的寸、关、尺三部不同部位的划分在寸口脉主病这个问题上，具有现实意义。

关于这一点，历代的脉学著作包括一些综合性的医学著作讨论得都很多，就不在此赘述了。我们需要强调的是：《难经》不仅解决了诊脉独取寸口的理论依据问题，而且一并解决了寸口脉的阴阳属性及其五行属性的问题，这是问题的关键之一，也是我们在这本书里面要讨论的重点问题之一。《难经》以后的《脉诀》到后来李时珍的《濒湖脉学》，这是中医脉学理论在其发展的过程中不得不面对的一个现实问题。由于其对寸口的寸、关、尺三部脉精细化的认识，从而使脉学理论变得复杂化，在把脉学理论复杂化的过程中忽略了一个重要问题，这个问题的核心就是：由于对脉学理论的"精细化"，从而忽略了中医脉学理论的模糊性认识和从宏观的角度来看待寸口脉主病问题的重要性。因为用寸口的寸、关、尺脉这个只能容纳三个指头的空间要想得到千百种不同疾病的表现从而来认定是某种疾病，这几乎是不可能的，这就好比《伤寒论》里面所说的："太阳之为病，脉浮"，而我们在承认它的同时并不代表我们就会认同脉浮就一定会表明是太阳病一样。《伤寒论》里面所认定的太阳病会出现浮脉的情况和单纯的浮脉之间不存在充分条件。有些人不明白这个问题，所以就会产生这样的疑问："中医诊完脉，就说脉滑、脉浮等，但是不具体说出寸口脉的寸、关、尺三部脉到底是哪部脉滑，脉浮等，既然是脉象有寸、关、尺之分，各个脉象就应该不同，但为什么说法上不是这样的呢？"事实上，这就是后来不少的脉学著作所忽略了的一个重要问题：尽管《难经》对寸口脉的寸、关、尺三部做了具体部位上的划分，但《难经》在讨论寸口脉主病这个问题时并没有把它作为唯一的重点。而在临床时究竟应该是对寸口的三部脉统察或者是对寸口脉的寸、关、尺三部分别来考察，这就需要具体问题具体分析，要互相参合，才能得出正确的结论。所以，我们在诊脉的时候既要注意到寸、关、尺三部脉分别不同的主病问题，又要注意不拘泥于寸、关、尺三部脉分别主病的情况。《三指禅》指出："假如春脉弦，岂有肝脉弦而余脉不弦之理？弦则俱弦不过言春乃肝气主事，非为独候之左关。但得浮洪，即属心火不必定据左寸；但得短涩，即属肺金，不必定据右寸；但得沉细，即属肾水，不必定据左尺；但得和缓，即属脾土，不必定据右关。五脏之脉分，五脏之部不分也。"《三指禅》这种"五脏之脉分，五脏之部位不分"的认识观点有力地开拓了我们诊脉的思路：如果我们能够把这种认识问题的观点和寸口脉的寸、关、尺三部脉分别主病的理论结合起来看，相信它们之间会"相得益彰"。

那么，诊脉到底能得到什么呢？

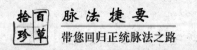

第二讲　脉诊的意义

脉象反映的是疾病的病机。通过诊脉可以了解人体五脏六腑气血阴阳盛衰的情况。在杂病的诊治过程中可以确立疾病的转归并提供最后正确判断疾病病机的机会以及基本的用药方向，并对治疗的效果做出进一步的评价。

脉诊可以确立疾病的病机

　　无论你诊脉的水平如何高明，如果想通过诊察寸口脉就能够确认在成百上千种的疾病中，患者一定患的是哪一种疾病，这几乎是不可能的。下面举例来说明一下这个问题。十年前，那时的我也只是三十多岁，行医还没有几年。一次，应朋友的邀请出诊，遇到一位乡下老人要求给他诊脉。乡下人，很看重城里的医生。我就坐下来给他诊脉，发现他的脉搏每跳动三下，就有一个较长时间的停顿，且右手尺部脉按之硕大有力。我就对他说："你有眩晕的毛病而且右侧腰胯疼痛。"患者说："是的，眩

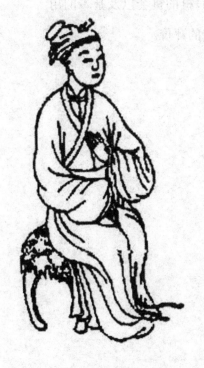

晕有几年了，右胯疼痛且右足不能着地。"患者认为我说对了，千恩万谢。对这件事情我当时就感觉有些好笑，想想看，脉搏出现了停顿，这个在现代医学（西医）里面被认为是期前收缩，这种期前收缩会引起脑供血的不足，称作心源性脑缺血。大家想，心源性脑缺血，脑都缺血了，不头晕才怪呢；右手尺部脉硕大有力，很明显是阴亏于下，筋脉挛急，怎么会没有屈伸不利而疼痛的症状呢？再举一个例子，一个孕妇刚生产之后，可能会表现为沉细的脉象，一个鼻衄的患者也可能会表现为沉细的脉象，而一个

腹泻的患者同样也可能会表现出沉细的脉象，这三个患者在不同的身体条件下和患不同的疾病时，都可能会有相同的脉象表现，即沉细，这又说明什么问题呢？我们知道，脉细表明阴血不足（水少），脉沉表明虽然阴血受损但仍有足够的"能力"收敛阳气。也就是说，虽然阴血受损而患者的身体并没有太大的问题，人体的阴气仍能够发挥其基本的收敛阳气的功能而使脉沉降（脉沉属阴而阴有沉降的功能），由此我们可以得出的结论是：津血未脱，问题不大。假如这三个不同疾病的患者所表现的脉象不是沉细反而是浮大，这又能说明什么问题呢？脉浮或大或浮大表明阴血衰败，津血丢失过多，阴津失去了沉降的功能而不能很好地发挥收敛阳气（阳气具有升发的特性）的作用。所以，在阴津衰败的情况下，阴津失去了制约阳气升发的功能而致阳气鼓动血脉，脉体就变得浮或大或浮大了。如果这三类患者出现了脉浮或大或浮大且没有和缓（胃气）特性的情形，这就表明是津血严重受损，病情严重，如果这三类患者脉搏的跳动出现浮大而紧急或者浮大而数的情形，这就表明已经是危候了，即是我们通常所说的病机。由此我们可以得出的结论是：所谓的脉象，所反映的只不过是我们所认为的疾病的病机而已。当然，我们依据这样的病机可以类推出很多不同的症状（我们把这种类推出来的一些症状称之为症候群），而且我们所类推出来的这些症状很可能不会和患者所表述的临床症状完全一致，这就是中医诊脉的关键所在。换句话说，如果我们知道患者有什么样的痛苦表现，然后再诊其脉，就会对患者的病情做出一个基本的判断，或者对患者的病情发展到何种地步、病况是否严重（吉凶祸福）等做出一个基本的评判，这就是我们对脉诊意义的理解，即通过诊脉可以确立疾病的病机。另外，《难经》认为，"寸口者，脉之大会，手太阴之脉动也"，寸口属于手太阴肺经的经脉，它是"五脏六腑之所终始"的地方。所以，我们通过诊察寸口脉就可以了解到五脏六腑的气血阴阳盛衰的情况，从这个角度来看，我们诊脉得到的也只是疾病的病机，即五脏六腑气血阴阳的盛衰情况。

 ## 脉诊可以提供最后正确判断疾病病机的机会

在一些慢性病或一些疑难杂病的诊疗过程中，特别是面对一些棘手的问题时，有些患者仅仅简单地叙述了一两种痛苦的症状，并没有其他的不适可以供我们做临床参考，在这种情况下，脉诊往往会起着决定性的作用。举例来说，几年前，一位男性患者，四十余岁，因后头部麻木三年就诊，余无不适，传统认为"血虚则麻，气虚则木"，所以我就开了益气养血的方子来治疗，但没什么效果，细查其脉，右尺部大而有力，与其他部位的脉象有着截然不同的表现，遂在方中加入黄柏泻命门之火，三剂知，连服十余剂告愈。由此可见，在杂病的诊疗过程中，脉诊往往起着不可替代的作用。

 ## 脉诊可以指导用药

一个健康人，其寸口脉的跳动应当是和缓、柔和的，在没有邪气鼓动的情况下，其寸口脉的跳动应当是"弱而滑"的，《黄帝内经》把这种情况称之为"脉弱以滑，是有胃气"。我们注意到，这里所说的"弱"并不是指我们通常所指的弱脉，而是说，在没有邪气鼓动血脉的情况下，寸口脉的跳动是不应该大或者有力、顶手的；所谓的"滑"，也不是指我们通常诊脉时所诊到的滑脉，这里的"滑"有流畅、顺畅的意思，是指在没有致病邪气干扰的情况下，寸口脉的跳动应当是"顺畅"的。假如说，对一名患者经过治疗之后，寸口脉的跳动仍表现为强劲有力或者表现为有力顶手且数的脉象，这说明邪气未退或者是病情在加重，疗效不佳；反之，经过治疗后，如果寸口脉的跳动力度减小了或者说变得柔顺、和缓了，这说明邪气在减退，人体的正气在逐渐恢复。这就是我们通常所说的"脉大主病进，脉小主病退"。

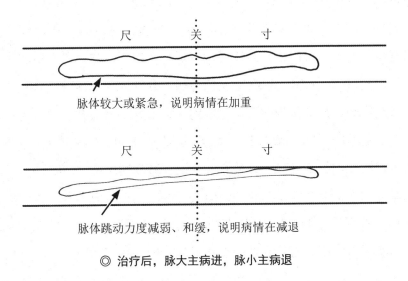

脉体较大或紧急，说明病情在加重

脉体跳动力度减弱、和缓，说明病情在减退

◎ 治疗后，脉大主病进，脉小主病退

当然，这样思考问题的方法是建立在人体患某种疾病时，在邪正对立的情况下对问题的一种认识。假如患者是由于身体虚损，正气匮乏，寸口脉的跳动似有似无，经过正确治疗后，寸口脉的跳动较以前变得和缓有力了，这表明人体的正气在逐渐恢复，这与由于邪气鼓动气血所引起的寸口脉跳动强劲有力相比较，显然有着本质的区别。在临床的过程中，我们还可能经常遇到这样一种现象：有的人，其寸口脉的跳动表现为沉而无力或者似有似无，而患者本身并没有身体虚弱的症状表现，而往往是表现为其他的痛苦，经过用顺气解郁的方法治疗后，脉体相应地较以前变得大而和缓了，这种情况的出现往往表明患者是气郁，这是无形之邪所造成的。

诊脉可以确立疾病的转归

脉诊对疾病转归的确立，主要体现在以下两个方面：首先，通过诊脉可以判断疾病的轻重和转归，对疾病的发展和预后做出一个基本的评判。如《素问•平人气象论》所指出的那样："平人之常气禀于胃，胃者平人之常气也，人无胃气曰逆，逆者死。春胃微弦曰平，弦多胃少曰肝病，但弦无胃曰死，胃而有毛曰秋病，毛甚曰今病。藏真散于肝，肝藏筋膜之气也。夏胃微钩曰平，钩多胃少曰心病，但钩无胃曰死，胃而有石曰冬病，石甚曰今病。藏真通于心，心藏血脉之气也。长夏胃微弱曰平，弱多胃少曰脾病，但代无胃曰死，弱有石曰冬病，弱甚曰今病。藏真濡于脾，脾藏肌肉之气也。秋胃微毛曰平，毛多胃少曰肺病，但毛无胃曰死，毛而有弦曰春病，弦甚曰今病。藏真高于肺，以行荣卫阴阳也。冬胃微石曰平，石多胃少曰肾病，但石无胃曰死，石而有钩曰夏病，钩甚曰今病。"在这里，《素问•平

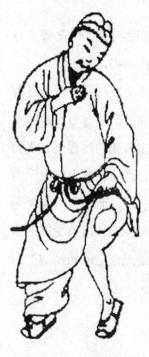

人气象论》明确地告诉我们：胃气是衡量一个人健康与否和疾病轻重的重要指标。无论是肝脉、心脉、脾脉、肺脉或者是肾脉，如果缺乏胃气的特征表现，那就表明是病脉；如果脉象的表现没有胃气的特征，那就说明是"难治"之候了。

其次，通过诊脉可以确立人们在对一种病证的辨证论治过程当中，由于药物影响脉象变化时，疾病转归的情况。举例来说，如《伤寒论》所云："伤寒三日，少阳脉小者，为欲已也。"我们知道，脉大主病进，脉小主病退，如今"伤寒三日"，少阳脉变小了，这里的脉小是相对于脉大而言，"少阳脉小"表明邪气在减退，所以说"为欲已

也"。对于通过诊脉可以确立疾病转归的认识，在《脉经》里面也有类似的论述，如《脉经·卷一·诊病将瘥难已脉》所指出的那样："假令病患欲瘥，脉而知愈，何以别之？师曰：寸、关、尺大小迟疾浮沉同等，虽有寒热不解者，此脉阴阳为平复，当自愈。人病，其寸口之脉与人迎之脉小大及浮沉等者，病难已。"在对某个疾病诊疗的过程中，经过治疗后如果患者寸口脉的跳动由大变小，由急转缓，由强转弱，这说明邪气在减退，胃气在逐渐恢复，这表明我们对疾病的治疗是有效果的；反之，如果经过治疗后，患者寸口脉的跳动由弱变强而紧急或者顶手，由缓而变数，或者由小变大，说明治疗无效或治疗不当，病情在恶化。

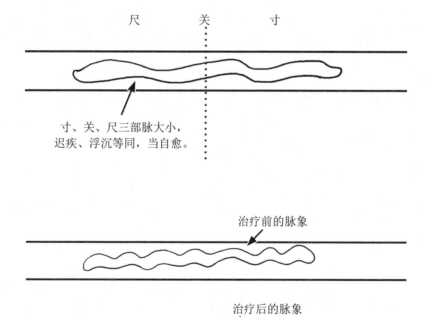

寸、关、尺三部脉大小，
迟疾、浮沉等同，当自愈。

治疗前的脉象

治疗后的脉象

◎ 如果治疗后脉象由大变小，由急转缓，由强转弱，
说明治疗是有效的。反之，说明病情在加重。

当然，在临床诊治疾病的过程中，往往也会遇到一些棘手的情况，比如说恶性肿瘤之类，尽管我们认为辨证很准确，措施也很得当，经过一番常规治疗之后，脉象基本没有什么改善或者变得较以前有力，病情甚至有恶化的倾向，这应当引起我们高度的重视。

第三讲　脉证的从舍问题

脉与证有时存在从舍的问题，临证时需要依据实际情况，具体问题具体分析。

从某种意义上讲，中医学是一门经验医学，人们看病的时候往往喜欢找老中医，为什么？"老中医经验丰富呀！"有是证即用是药，有是脉即用是药，这就是一种经验之谈。我们之所以谈脉证的从舍问题，是因为脉与证有相应的时候，有不相应的时候。而对于此问题，不少中医爱好者或者涉入中医临床不久的同行们往往会持有怀疑的态度。我们前面谈到过，从理论上来讲，人体气血阴阳的盛衰和邪正对立的情况都会相应地在寸口脉象上有所反映。所以，不少人认为脉证从舍的问题本身就是一个伪命题。关于此问题我们先做一个理论上的考察，《难经·八难》曰："寸口脉平而死者，何谓也？然：诸十二经脉者，皆系于生气之原。所谓

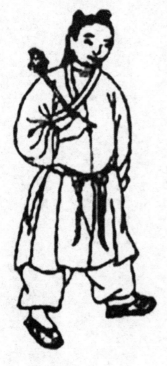

生气之原者，谓十二经之根本也，谓肾间动气也。此五脏六腑之本，十二经脉之根。呼吸之门，三焦之原，一名守邪之神。故气者，人之根本也，根绝则茎叶枯矣。寸口脉平而死者，生气独绝于内也。"所谓"寸口脉平"，我们可以理解为寸口脉的脉象是平和的，和常人的脉象表现没有什么不同之处，而有平和脉象的人也会有死亡的情况发生，《难经》认为这是由于"生气独绝于内"的缘故。事实上，在现实生活中，就有"无疾而终"之说，一些年纪大的老人，平素身体健康，突然就去世了，大概就是这种原因。这一现象表明，脉证的从舍问题确实是存在的。

关于脉证的从舍问题，《医宗必读》里面做过专门的论述："从证不从脉……脉浮为表，治宜汗之，此其常也，而也有宜下者焉。仲景云：若脉浮大，心下硬有热，属藏者，攻之，不令发汗是也，脉沉为里，治宜下之，此其常也，而也有宜汗之者焉。少阴病始得之，反发热热脉沉者，麻黄附子细辛汤微汗者焉。脉促为阳，常用葛根芩连清之也，若脉粗厥冷为虚脱，非灸非温不可，此又非'促为阳盛'之脉也。脉迟为寒，常用干姜附子温之也，若阳明脉迟，不恶寒身体戢戢汗出，则用大承气，此又非'迟为阴寒'之脉也，四者皆从证不从脉也。世有切脉而不问证，其失可胜言哉？从脉不从证……表证汗之，此其常也。仲景曰：病发热头痛，脉反沉，身体疼痛，当救其里，用四逆汤，此从脉之沉也。里证下之，此其常也。日晡发热者，属阳明；脉浮虚者，宜发汗，用桂枝汤，此从脉之浮也，结胸证具，常以大小陷胸汤下之矣，脉浮大者不可下，下之则死，是宜从脉而治其表也。身疼痛者，常以桂枝麻黄解之矣，然尺中迟者不可汗，以营血不足故也，是宜从脉而调其营矣。此皆从脉不从证也。世有问证而忽脉者，得非仲景之最人乎？"

　　由此可以认为，即便是从临床来看，脉证的从舍问题也依然存在。那么，我们该什么时候从脉，什么时候从证呢？这就是我们反复强调的一个问题，尽管你对脉学的理论和实践已经了如指掌，在临床诊断的过程中，我们还需要做到四诊合参，只有这样，才能获取准确的信息。那么，抛开证来讲，对于寸口脉而言，是不是也存在脉的从舍问题呢？答案是肯定的。我们知道，寸口脉可以分为寸、关、尺三部，而每一部又可以进行浮、中、沉的分别候取，由此可以说明，寸口脉各部的表现和浮、中、沉分别候取的情况可能存在差别，这种差别的存在，就为我们对寸口脉的取舍提供了必要性。尽管我们认为，身体的基本状况会在寸口的寸、关、尺三部脉上表现出来，由于一个人可能有痼疾而又有新病发生的可能，我们在治疗疾病时，往往会遵从"急则治其标，缓则治其本"的治疗原则，如《金匮要略》

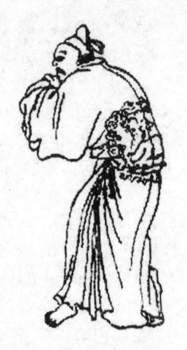

所云:"夫病痼疾,加以卒病,当先治其卒病,后乃治其痼疾也。"这里所说的"痼疾"就是指久病,"卒病"就是指新病,有新病时当优先治疗新病,新病稳固后,再治疗痼疾。所以,对于寸口各部不同的脉象表现,也存在从舍问题。一个网友的典型案例就可以说明这个问题:"某男,四十八岁,耳鸣伴眩晕一个月。患者一个月前无明显诱因出现左侧耳鸣症状,声音较巨,随之即眩晕,天旋地转,时而呕吐,耳胀闷不舒,在医院经检查被确诊为梅尼埃综合征,患者体瘦,面色发黑,精神不振,因为此病而抑郁寡欢,平素

嗜烟,耳鸣眩晕几乎为持续性,舌淡红苔略黄厚,脉滑尺弱。"就这位患者来说,其脉象特点是总体脉滑而尺部弱,我们知道,尺部脉弱表明患者平素肾气不足,而脉滑表明是有郁热,这就说明患者现在的情况是:有痼疾(久病)肾气不足,而又有卒病(新病)郁热在内。按照"急则治其标,缓则治其本"的治疗原则,我们可以先治其卒病(脉滑),等待病情稳定后,再考虑尺脉弱的问题(治其痼疾),这时候脉证从舍问题其实就是标与本的问题。所以,当寸口的寸、关、尺三部脉有不同的脉象表现时,有时也存在从舍的问题。

第四讲　诊脉的注意事项

失之毫厘，谬以千里。

细节决定成败，为医者不可不慎。

对于广大中医学爱好者和刚涉足临床的中医师来说，研习脉诊时往往会较重视脉象的领悟和体会，而忽略诊脉时的一些必要准备工作和心态，实践证明，这是人们掌握和提高脉诊技能的一个障碍。我们知道，诊脉的过程实际上就是医生和患者互动交流的过程。所以，无论是医生或是患者，都需要有一个祥和的环境，这样既有利于获取准确的脉象信息，也有利于提高医生的脉诊技能。在过去，有责任心的医生对此也是非常讲究的。

 诊脉的时间

《素问·脉要精微论》指出："诊法常以平旦，阴气未动，阳气未散，饮食未进，经脉未盛，络脉调匀，气血未乱，故乃可诊有过之脉。""平旦"是指一天中的清晨，这就是说，古人认为诊脉的最佳时间是清晨。清晨，人们刚刚睡醒，阴阳之气没有因为患者的活动被扰动，也没有进食，人体的经脉气血是调匀的，可以排除饮食活动对脉象的干扰。经云："脉弱以滑，是有胃气。"这里所谓的"脉弱"是指在没有邪气鼓动和外界因素干

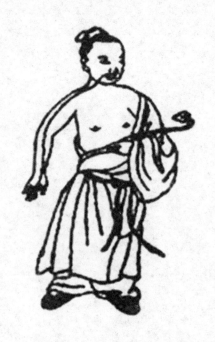

扰的情况下，寸口脉的表现应当是软弱的，如果我们清晨诊病，发现寸口三部脉中有一部或者几部不是软弱的，脉象所反映的问题就是相对应的病邪所在之处。所以，我们从寸口脉的跳动上，就能够看出患者体内是不是有病邪，病邪在何处等。当然，无论是古代或是现代的医生，不可能仅仅在清晨诊脉，患者就诊时随时应诊，为了避免患者肢体的运动对血脉的干扰，诊脉前应先让患者静坐几分钟，尽量把外界的干扰降低到最低。饮食活动对脉象的干扰也比较大，人在饥饿的时候，寸口脉的跳动相对来说会变得脉体较小且无力，进食后，寸口脉的跳动相对来说会变得脉体较大且滑利，而且饮酒后往往还有数的表现。所以，诊脉时，我们应尽量排除这些外在因素的干扰。

 ## 医生的准备工作

一个水平较高的中医师给患者诊脉时，往往具有较好的心理素质和良好的心态，而这种较好的心理素质和良好的心态也是我们提高脉诊水平所必须具备的关键因素。张仲景在《伤寒论·序》里面就批判了当时一些医生工作不够严谨的问题："省疾问病，务在口给，相对斯须，便处汤药，按寸不及尺，握手不及足，人迎、趺阳，三部不参，动数发息，不满五十，短期未知决诊，九候曾无仿佛，明堂阙庭，尽不见察，所谓窥管而已。夫欲视死别生，实为难矣！"《伤寒论》在这篇序言里生动地描述了当时一些医生给患者诊病时草率，不够严谨细致的情状。第一，"省疾问病，务在口给，相对斯须，便处汤药"。这种情况的发生说明：是由于医生自身注重问诊而忽略脉诊和其他的诊疗手段，以问诊来代替四诊合参，这是中医师在诊断疾病过程中所忌讳的。第二，"按寸不及尺，握手不及足，人迎、趺阳，三部不参"，也说明当时一些医生诊脉时的草率。张仲景提出当时的医生"三部不参"的情况也是基于以前人们普遍使用的"三部九候"的遍诊法，因为这里的"三部"指的是"寸口、人迎、趺阳"，而不是我们现在通常所认为的寸、关、尺三部脉，其依据是：《伤寒论》在其序言里所谈到的："撰用《素问》《九卷》《八十一难》《阴阳大论》《胎胪药录》，并平脉辨证。"我们知道，《黄帝内经》时代的脉诊，运用的是三部九候的遍诊法，不但要细致诊察寸口，还要认真诊察人迎、趺阳脉的情况，这显然不同于我们现在所采用的《难经》所提出的"诊脉独取寸口"的理论。即便如此，"按寸不及尺"情况的发生，也说明人们即便是在诊寸口脉

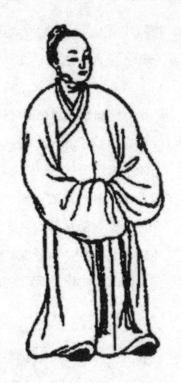

时，不少医生也是敷衍了事，经验丰富的中医往往不会有这样的诊疗心态。《三指禅》在谈论脉诊的时候，曾提到对缓脉体会的方法："焚香趺坐，静气凝神，将缓字口诵之，心维之，手摩之，反复而详玩之，久之，缓归指上。"作为临床医生，我们诊疗疾病时不可能做到"焚香趺坐"，但这种"静气凝神"的精神和诊疗疾病的心态是我们应该学习的，也是初学者能够迅速掌握脉象并辨别脉象的最佳途径。第三，"动数发息，不满五十，短期未知决诊"。古人诊脉的时候总是要强调候五十动，为什么要候五十动呢？这就是一种心态。首先，候脉五十动能够查明五十动期间，寸口脉是否有促、结、代情况的发生，其次，候脉五十动也能够让医生有足够的时间去体会患者的脉象情况。

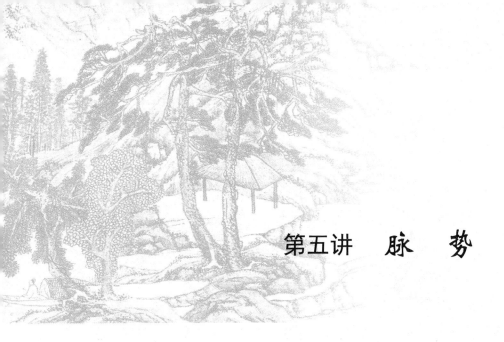

第五讲　脉　势

　　脉势是气血的"波澜程度"在寸口脉的反映，脉形是脉在寸口的形态表现，两者有区别并相互联系，同时，脉势能够反映人体最基本的气血阴阳属性特点，可以提供我们治疗疾病时最基本的用药方向。

在本书的前面，我们重点讨论了以五脏为中心的辨证观在脉学理论中的具体运用，运用这种简化的脉学思维方法有助于初学者迅速掌握脉诊的技巧和基本要领。事实上，这种简化的脉学思维方法并不能解决我们在临床实践过程中所遇到的所有问题，而仅仅是提供了一种便捷的脉诊思路而已。这是因为影响寸口脉跳动的因素太复杂了，即便是健康的人，由于种种因素的影响，其脉象在不同的个体中也是存在很大差异的。首先是体质因素，因为人世间的万事万物都离不开阴阳，一切事物都是有阴阳属性的，所以对于每一个不同的个体而言，都有其固有的阴阳属性特点。有的人，脉体本身就相对较大；有的人，脉体本身就相对较小。从五行属性来看，脉的形态表现又存在金、木、水、火、土的不同（当然，这种思考问题的方法也是基于五行学说在脉学理论中的应用而言的，我们前面单独讨论过的五脏脉的特点就是基于这样的一种认识）。从中医学对人体认识的角度来看，除了五脏所代表的五行外（五脏具有五行的特性并各自具有其固有的阴阳属性），还有气血阴阳（尽管阴阳五行的概念也包括气血的阴阳属性）的运行（五脏阴阳与气血阴阳这两个概念是我们从不同的角度认识脉象的方法）。在这里，我们所讨论的脉势就是抛开五行的属性特性，从气血阴阳的角度来思考的。脉内流动的是气血，气

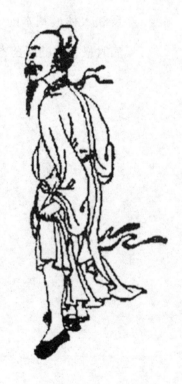

血鼓动脉道的程度形成了脉势的强弱，气血充足的人，其脉搏的跳动就有浮大宽阔的特点；相反，气血不足的人，其脉搏的跳动就会呈现沉细弱小的特点。当然，出现沉细弱小的脉象时，这不一定是病脉，尽管有这样的脉象存在，如果它仍能够有效地维持机体正常运转，说明是生理性的脉象，这种脉体浮大宽阔与沉细弱小差异的存在，是其受先天禀赋的影响而造成的，这就如同流动的江河一样，有些江河河道本身就比较宽阔而流量较大，有的江河河道本身就比较狭窄而流量较小。我们所说的脉势，就是指一个人脉搏的气血波澜程度。《脉经》认为："凡脉大为阳，浮为阳，数为阳，动为阳，长为阳，滑为阳；沉为阴，涩为阴，弱为阴，弦为阴，短为阴，微为阴。"这就具体地说明并区分了气血在脉势上的强弱及其相应的阴阳属性特点。有的人天生脉体就较粗大，有的人天生脉体就较细弱，这是先天气血壮实与否在寸口脉上的具体表现。也就是说，我们对脉象的考察，除了从五脏主病的角度来考察之外，还要从气血阴阳主病的角度，即脉势上来考察，而对脉势做出一个基本的判断，我们就可以了解患者气血阴阳盛衰的大致情况。事实上，影响脉势的因素有很多，除了五脏自身的影响外，还有自身气血的壮实与否，往往更能影响脉势的强弱；从五脏应四时的理论来看，春属木，其脉弦，夏属火，其脉洪，秋属金，其脉浮，冬属肾，其脉沉，脾旺于四季，其脉缓，四季气候变化对脉象的影响也会在脉势上有所反映。

第六讲　寸口脉的阴阳五行属性

寸口脉有其固有的阴阳五行属性，如果我们再把气血阴阳的辨证理论引入脉诊理论中，就会对寸口脉形成的原理形成较完整的认识，从而指导临床的辨证施治。

在中医看来，阴阳五行理论具有普适性。如果我们把这种阴阳五行理论的普适性原理应用于指导脉诊的理论和实践活动，就会发现：脉诊的入门技术和技巧远远没有我们所想象的那么复杂。而且在运用阴阳五行理论来指导脉诊时，可以得到一种行之有效的思维模式并用它来指导我们的临床实践活动，"在心易了，指下难明"的问题就可以得到有效地解决。

那么，寸口脉又有怎样的阴阳五行属性呢？

《难经·三难》指出："关之前者，阳之动也，脉当见九分而浮，过者，法曰太过，减者，法曰不及""关之后，阴之动也，脉当见一寸而沉，过者，法曰太过，减者，法曰不及。"《难经·三难》的这段话提供给我们以下两种有用的信息：第一，寸部脉属阳，尺部脉属阴。我们知道，"关之前"就是指寸部脉，它是"阳之动"的地方，所以寸部脉属阳；"关之后"就是指尺部脉，它是"阴之动"的地方，所以尺部脉属阴。第二，由于寸部脉是"阳之动"的地方，所以寸部"脉当见九分而浮"；由于尺部脉是"阴之动"的地方，所以尺部"脉当见一寸而沉"。这就是说：寸部脉应当是浮的，尺部脉应当是沉的，这里浮与沉的差别是通过对尺寸脉脉位的比较相对而

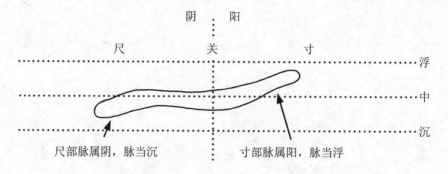

◎ 以关部脉为界，寸部脉当浮，尺部脉当沉

言的。这些有关尺寸脉阴阳浮沉的信息符合中医学阳升阴降的理论特点。

我们现在就可以试着诊一下自己寸口脉的情况，看看自己的寸部脉和尺部脉在指下的浮沉、大小和搏动的力度上是否存在差别。

通过对尺寸脉的分别诊察和相互比较之后，我们就会发现，一个健康人，其尺部脉和寸部脉的浮沉情况以及它们在指下跳动的力度上是存在差别的。这就表明，我们已经意识到了寸口的寸、关、尺三部脉在一个健康人的身上是会有不同表现的。有比较就会有鉴别，当我们发现一个健康人，就其尺寸脉来说，会有不同的脉象表现时，我们也就会意识到：人体在不同的生理、病理条件下，寸口脉的跳动也会相应地发生某些变化。通过对寸口脉的寸、关、尺三部脉象变化的了解，我们就能够发现问题的所在。

通过以上的讨论，我们已经得出的结论是寸部脉属阳，尺部脉属阴，由于阳具有升浮的特性，阴具有沉降的特性。所以，在通常情况下，就尺部脉和寸部脉相比较而言，寸部脉较浮而尺部脉较沉。从脉位上来看，沉具有阴的属性，浮具有阳的属性，所以脉沉属阴，脉浮属阳。假如尺部脉当沉而不沉、寸部脉当浮而不浮，或者寸部脉浮而太过，或者尺部脉沉而太过，或者寸部脉浮的程度不够，或者尺部脉沉的程度不够等，都表明它们是病脉，这对于指导我们的临床实践活动，具有重要的现实意义。

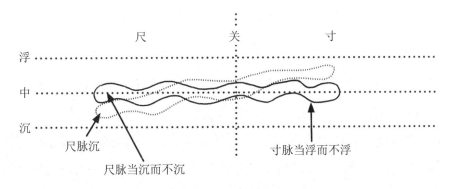

◎ 如果寸脉当浮而不浮，尺脉当沉而不沉，就表明脉是病脉

现在，我们已经了解了寸口脉最基本的阴阳属性，这对于脉学入门来说，具有决定性的意义。那么，寸口脉又有怎样的五行属性呢？我们知道，五行即火、金、土、木、水，这分别对应于人体五脏的心、肺、脾、肝、肾。即心属火，肺属金，脾属土，肝属木，肾属水，这种五脏和五行的相互对应关系就决定了五脏分别具有相应的五行属性。如果我们把人体的五脏分别配属于寸口的寸、关、尺三部脉的话，寸口的寸、关、尺三部脉在分别配属五脏的同时，也就相应地具有了五行的属性。即左寸脉候心属火，右寸脉候肺属金，左关脉候肝属木，右关脉候脾属土，两尺部脉候肾属水，其中，左尺部脉候肾水，右尺部脉候命门之火。

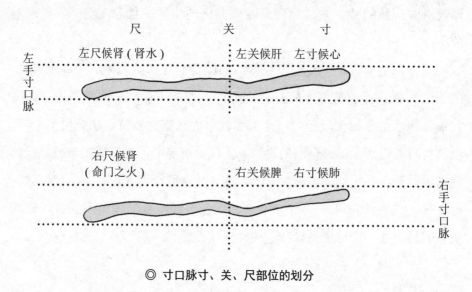

◎ 寸口脉寸、关、尺部位的划分

在《中医诊断学》第5版教材中，这种把五脏分别对应于寸口的寸、关、尺三部脉的划分方法，引用了《医宗金鉴》里面五脏分别对应于寸口三部脉的划分观点，已经得到了大家的公认。

我们知道，人体的五脏（心、肝、脾、肺、肾）与六腑（小肠、胆、胃、大肠、膀胱和三焦）之间存在着表里的相互络属关系，这种表里的相互络属关系就决定了五脏和六腑一样也会具有相应的五行属性。这样一来，我们就不得不思考另外一个问题：既然六腑和五脏一样具有五行的属性，而五脏又能够分别对应于寸口脉的寸、关、尺三部，那么，六腑是不是也可以依据五脏分属于五行的理论来分别对应于寸口的寸、关、尺三部脉呢？如果六腑和五脏能够同时分别对应于寸口的寸、关、尺三部脉的话，岂不是能够获取更多的信息、让我们对人体脏腑气血阴阳盛衰的情况了解得更具体些吗？答案是肯定的。不过，关于六腑在寸口脉的寸、关、尺三部配置这个问题上，医家们历来就有颇多的争论，因为，按照五行的理论来说，六腑同样具有五行的属性，似乎也应该在寸口脉上给出一个适当的位置来分别对应于寸、关、尺三部脉中的某一部位，如果是这样的话，我们就可以在寸口脉上获取五脏信息的时候，也同时能够获取六腑的信息。历史上的一些医家认为：因为心与小肠相表里，所以在左寸候心的同时，也认

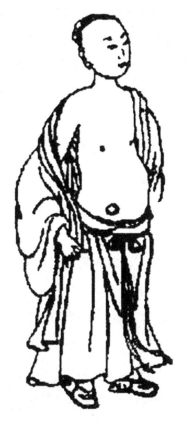

为小肠的候脉部位应该在左寸，同理，在右寸候肺的同时，也认为大肠的候脉部位应该在右寸，既然肝和胆、脾和胃都能够因为表里的相互络属关系让胆和胃分别居于两手脉的关部，那么，心与小肠，肺与大肠同样具有相互络属的关系，为何不能让小肠和大肠分别配属于两寸呢？这里需要指出的是：对于六腑在寸口脉的寸、关、尺三部配置这个问题上，还需要依据《黄帝内经》"上竟上，下竟下"的理论原则来考虑，因为小肠和大肠分别居于人体的中下焦，而硬要分别配置到两手寸部脉的话，就显得很不合时宜。当然，由于小肠经和大肠经因为循经问题而引起的在寸、关、尺三部脉的匹配问题上，我们依然可以依据"上竟上，下竟下，左以候左，

右以候右"的理论原则来认识。

把复杂的问题尽可能地简单化，这是我们认识纷繁复杂事物本来面目的有效手段。我们知道，中医学的核心理论是以五脏为中心的辨证论治理论体系，如果我们能够深刻地认识并体会到这一点，并把这种认识问题的观点运用于指导脉学的理论和临床实践活动，我们的思路就会逐渐清晰起来。即把寸口脉纷繁复杂的脉象在最大程度地简化为以五脏为中心的生理、病理现象在寸口脉上的反应，如果我们再同时把五脏分别所对应的脉象打上其本身所固有的阴阳属性的烙印的话，这样，脉学入门的问题就简便得多了。人们常常把脉学称之为脉理，脉理明了，我们就不会再为28种脉象来对应成百上千的疾病而"辛苦奔波"了。事实证明，自古以来就没有哪一位真正高明的临床医家在临证的时候都一定会运用28种脉象来描述疾病的性质和特点，而有丰富临床经验的医家在其脉案中，往往会对脉象做出另外一番形象的描述。五脏的脉象简单容易掌握，常见的典型脉象也很容易区分，如此来说，我们只需掌握五脏的脉象表现和常见的典型脉象表现以及它们所分别代表的不同的阴阳属性特点就可以了，这便是一个简捷的脉学思维模式，脉学之门将由此打开。

《素问·阴阳应象大论》云："天地者，万物之上下也；阴阳者，气血之男女也；左右者，阴阳之道路也；水火者，阴阳之征兆也；阴阳者，万物之能始也。"我们在讨论了寸口脉最基本的阴阳五行属性之后，另外一个相关的问题就是关于寸口左右两手脉的阴阳属性划分了。从一个人性别上的阴阳属性来看，男子属阳，女子属阴，而对于人体来说，左为阳，右为阴。所以，对于男子来说，由于男子属阳而寸部脉也属阳，所以男子寸部脉盛而尺部脉弱；对于女子来说由于女子属阴，尺部脉也属阴，所以女子尺部脉盛而寸部脉弱，这是不同性别的男女在正常的情况下所应具备的基本脉象表现，这种情况在《难经》里面被称之谓："女子尺脉恒盛，男子尺脉恒弱。"

由此我们可以看出：由于男女存在性别（阴阳属性）上的差异而在寸

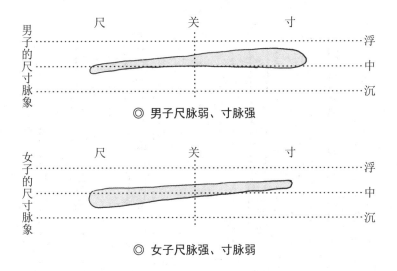

◎ 男子尺脉弱、寸脉强

◎ 女子尺脉强、寸脉弱

口脉的尺寸表现上也往往会相应地存在一些差异。如果不是这样的话，我们就可以认定它有着病态的脉象表现，从这个角度来思考脉象形成的原理也可以作为脉学入门的一个捷径。在左右两手寸口脉的阴阳属性划分这个问题上，同样也可以体现男子和女子在脉象表现上的差异。我们知道：从方位上讲，左为阳，右为阴；从人的性别上来看，男为阳，女为阴。所以，在我们临证诊脉的时候，如果发现男子左手的三部脉大于右手的三部脉，而女子右手的三部脉大于左手的三部脉的话，它所表明的临床意义是：病情不太严重或者说容易治疗。反之，如果男子右手的三部脉大于左手的三部脉，而女子左手的三部脉大于右手的三部脉的话，它所表明的临床意义就是无论患者有着什么样的疾病，都可能意味着它是痼疾，难于治疗。

这种情况地出现在《脉经》里面被称之为："左大顺男，右大顺女。"

对于一个健康的男子来说，由于男子属阳，寸部脉也属阳，所以其两手的寸部脉相对于两手的尺部脉来说是大而有力的，我们可以把男子这样的脉象特点简单地概括为"寸强尺弱"，也就是《难经》所说的"男子尺脉恒弱"。由此我们可以推导出一个"相反"的结论：就尺寸脉相对而言，假如一个男子的两手脉出现了尺部脉强而寸部脉弱的情况，即两手的尺部

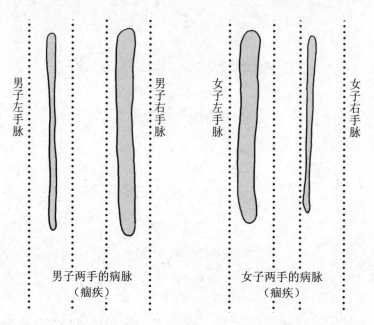

男子左手脉　　男子右手脉　　女子左手脉　　女子右手脉

男子两手的病脉
（痼疾）

女子两手的病脉
（痼疾）

◎ 男女出现这样的两手大小不同的脉象，说明是痼疾，难于治疗

脉相对于两手的寸部脉来说是脉大而有力的，这样一种脉象的表现在《难经》里面被称之为："男得女脉为不足，病在内。"那么，这个"不足，病在内"能够说明什么问题呢？我们知道，女子属阴，女子以阴血为本。所以，当一个男子出现了这样的脉象表现时，就和一个健康女子的寸口脉有相似之处，即尺强寸弱，它所表明的意义是阴"不足"，属于内伤。

因为两手的尺部脉属肾，所以如果男子出现尺部脉较寸部脉大而有力的脉象表现时，就表明是"肾水不足"。由于肾水不足，不能制约相火，相火发动，就出现了尺部脉较寸部脉大而有力的情况。

同理，对于一个健康女子而言，由于女子属阴，尺部脉也属阴，所以其两手的尺部脉相对于两手的寸部脉来说是大而有力的，我们可以把女子这样的脉象特点简单地概括为："尺强寸弱"，也就是《难经》所说的"女子尺脉恒盛"。如果一个女子有了这样的脉象表现，就尺寸脉相比较来说，往往说明她是端庄、温柔、贤淑的，而且身体健康。

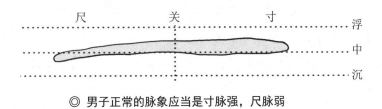

◎ 男子正常的脉象应当是寸脉强，尺脉弱

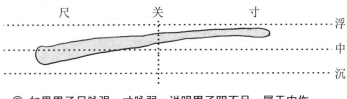

◎ 如果男子尺脉强，寸脉弱，说明男子阴不足，属于内伤

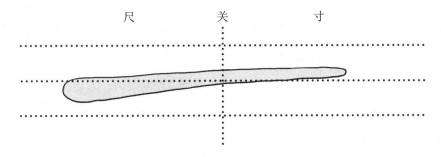

◎ 成年女子尺脉盛，寸脉弱，一定是端庄、温柔、贤淑的

　　不过，在临证的过程中，我们常常也会遇到这样的情况：女子两手的寸部脉相对于两手的尺部脉来说是浮大有力的，这种脉象的出现和一个健康男子在脉象的表现上有相似之处，这种情况的出现，在《难经》里面被称之谓"女得男脉为太过"。所谓"太过"，就是指阳气太过，因为女子属阴，女子本来就应该阳气少阴气多的，如今，女子出现了阳气多阴气少的情况，这种情况的出现说明两个问题：一是，如果这个女子是年轻人，说明她个性刚毅，作风顽强，有男子汉的"气概"；二是，如果是年龄较大的中老

年女子出现了这样的脉象表现时，这往往表明她会有头晕、失眠之类的症状，这是由于寸脉强的缘故，即阳气太过。当中老年女子有这样的脉象表现时，这往往表明她是病在上、在头部，或眩晕，或失眠，或两眼干涩昏花等。

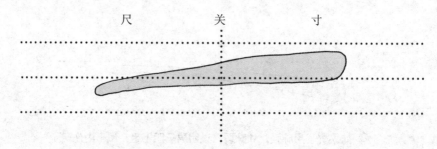

尺　　　　关　　　　寸

◎ 成年女子寸脉盛，尺脉弱，性格刚强，脾气不太好。到了老年病就聚集到了上方，头晕、失眠、两目干涩昏花——水不能制火

以上我们重点讨论了男女尺寸脉各自的阴阳属性特点，下面我们再从脉位，即从浮沉的角度来考察一下寸口脉的阴阳属性问题。我们知道，诊脉须用不同的指力按压相应的脉诊部位来感知脉搏在指下跳动的情况，从而获取脏腑气血阴阳的偏盛偏衰的信息。人的五脏六腑按照阴阳的属性来划分，六腑属阳，五脏属阴。然而，阴阳又具有一分为二的特性，即阴阳中总还可以再分阴阳。从五脏在人体内分布的位置来看，心肺位于胸腔之中，位置最高，属于上焦，阳气就最多，所以心肺之脉总是浮的；肝肾位于下焦，相对来说，阴气就最多，所以肝肾之脉总是沉的，由于脾位于中焦，脾脉有别于心肺之脉浮和肝肾之脉沉，应是不浮不沉中取时能够候到的，所以《难经·四难》说："心肺具浮，……肝肾具沉，……脾者中州，故脉在其中，是阴阳之法也。"

也就是说，通过对寸口脉运用不同的指力做浮、中、沉的分别候取时，也可以分别获取五脏气血阴阳的信息，这和我们用寸口脉的寸、关、尺三部不同部位的主病理论诊脉时，获取脏腑气血阴阳盛衰的情况一样，具有

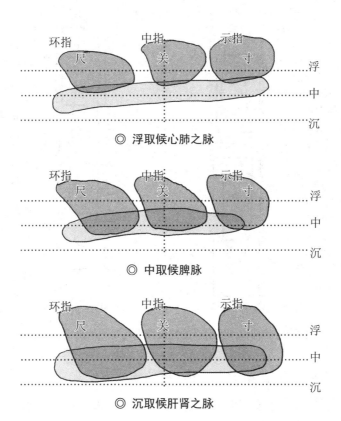

◎ 浮取候心肺之脉

◎ 中取候脾脉

◎ 沉取候肝肾之脉

同等重要的临床意义。历代不少医家在探讨脉学理论时,往往忽视了这一点,而是把重点放在依据寸、关、尺三部脉分别主病的理论来认识浮、中、沉在寸口脉主病问题上的意义,这个问题在历代不少的脉学著作中可以窥见一斑。同时,这也是在告诫我们:诊脉的时候不能太机械,如果我们能够把寸、关、尺三部脉不同部位的主病理论和采用寸口脉三部总按的方法获取五脏气血阴阳盛衰的理论结合起来,就能够获取更全面的脉学信息。

对比寸口的寸、关、尺三部脉不同部位的五脏主病理论和对寸口脉总按时通过分别浮、中、沉的候取方法来获取五脏气血阴阳盛衰的理论,我们就会发现另外一个问题:从寸口脉寸、关、尺三部分别主病理论的划分来看,候取肝的部位在左关,与右关候取脾的部位是相对应的,也就是说,候取肝和脾的部位都处于相同的"水平位置"上——关部;而从寸

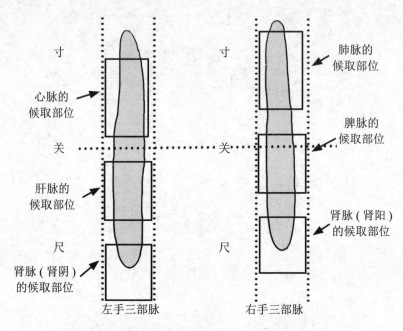

寸

寸

心脉的
候取部位

肺脉的
候取部位

关 ········· 关

脾脉的
候取部位

肝脉的
候取部位

肾脉（肾阳）
的候取部位

尺

尺

肾脉（肾阴）
的候取部位

左手三部脉

右手三部脉

◎ 候取肝的部位和候取脾的部位并不在对等的水平位置上——关部

口脉三部总按时分别通过浮、中、沉的候取方法来获取五脏气血阴阳的盛衰信息这个角度来看,候取肝的部位是沉取（《难经》认为"肝肾俱沉"）而不是中取（《难经》认为"脾者中州,故脉在其中"）,很显然,在这种情况下,我们就会注意到:候取脾的部位仍然是中取的,而候取肝的部位却是沉取的,这说明,候取肝的部位和候取脾的部位并不在同一个"水平位置"上。

为什么会有这样的差别呢?是不是《难经》里面的脉学理论存在着逻辑上的混乱或者错误呢?从寸口脉寸、关、尺三部不同部位的划分来获取五脏信息的角度看,寸、关、尺三部脉存在相生的含义,即右尺命门之火,生右关脾土,右关脾土生右寸肺金,右寸肺金生左尺肾水,左尺肾水生左关肝木,左关肝木生左寸心火（君火）。如果从寸口脉三部总按时分别通过浮、中、沉的候取方法来获取五脏气血阴阳盛衰信息的角度来看,肝脉是沉的,《难经》认为"肝得水而沉";从用不同的指力候取的角度来看,

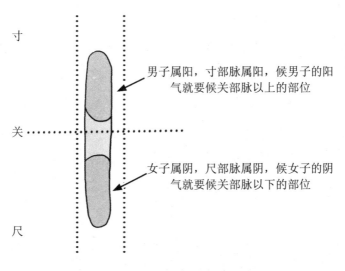

男子属阳,寸部脉属阳,候男子的阳气就要候关部脉以上的部位

女子属阴,尺部脉属阴,候女子的阴气就要候关部脉以下的部位

◎ 男脉在关上,女脉在关下

《难经·五难》云:"脉有轻重,何谓也?然:初持脉,如三菽之重,与皮毛相得者,肺部也,如六菽之重,与血脉相得者,心部也,如九菽之重,与肌肉相得者,脾部也。如十二菽之重,与筋平者,肝部也。按之至骨,举指来疾者,肾部也,故曰轻重也。"由此我们可以看出,肝肾的候取部位和肝脾的候取部位,它们都不在对等候取的位置上。《难经》只是为了表述的方便就简单地概括为:浮取可以候心肺(心肺俱浮)之脉,沉取可以候肝肾(肝肾俱沉)之脉,中取可以候脾脉(脾者中州,故脉在其中)。由《难经·五难》的解释,我们发现肝的候取部位在脾之下肾之上,这也是我们在诊察一些妇科疾患时,依据寸口脉的寸、关、尺三部分别主病的理论,候取肝的部位通常不是在左关而是在左关的下部这个位置上的一个重要原因。也就是说,我们在诊察一些妇科疾患的时候,从寸口脉的寸、关、尺三部分别主病的理论角度来看,候取肝的部位通常不是在左关而是在左关的下部或者左尺的上部。《难经·十九难》云:"男脉在关上,女脉在关下。"

我们注意到,这里所说的"关下"应是指关以下的部位,包括关之下尺之上这个部位或者尺部,这其中的原因是《难经·三难》所认为的"关以后者，阴之动也"的缘故。"女脉"可以理解为：我们在诊察一些妇科疾患时所应候取的部位，我们知道，不少的妇科疾病，例如，痛经、月经不调、妊娠等一些问题，集中在少腹，而少腹属于下焦又是肝经所络属的地方（足厥阴肝经抵前阴络少腹），由此可以发现，有时候我们候取肝的位置并不是在左关而是在左关的下部。《难经•十八难》云："脉有三部九候，各何主之？然：三部者，寸、关、尺也。九候者，浮、中、沉也。上部法天，主胸以上至头之有疾也；中部法人，主膈以下至脐之有疾也；下部法地，主脐以下至足之有疾也。"这是《难经》对寸口脉的寸、关、尺三部主病问题的另外一种分类方法，即按照上、中、下三焦来分别对应寸口的寸、关、尺三部脉：两寸部脉候上焦，"主胸以上至头之有疾"，两关部脉候中焦，"主膈以下至脐之有疾"，两尺部脉候下焦，"主脐以下至足之有疾"。少腹属于下焦，所以，我们诊察一些妇科疾患时常常候取关下，包括关之下尺之上的部位或者尺部，是有一定道理的，这也符合《黄帝内经》"上竟上，下竟下"的基本理论原则。另外要说明的一点是：由《难经•五难》所提出的，对寸口脉的三部通过总按来候取五脏气血阴阳盛衰的信息，排除了通过诊寸口脉来获取六腑气血阴阳盛衰的信息，这一情况表明，我们强调把复杂的脉学问题简单化，强调以五脏为中心的脉学辨证观来认识中医脉学理论，这种认识问题的思路是正确的，也是对我们"去繁就简"地认识脉学理论这一思维方法的有力支持。

 ## 尺寸的划分对确立其阴阳属性的意义

易有太极，是生两仪，两仪即阴阳。《黄帝内经》云："积阳为天，积阴为地，清阳为天，浊阴为地。"所以，阳有轻清升浮而动的特性，阴有重浊沉降而静的特性。把阴阳的这些特性运用于指导脉学理论，其意义是：

凡具有升浮而动特性的脉象就属于阳脉，凡具有沉降而静特性的脉象就属于阴脉。《脉经》认为："凡脉大为阳，浮为阳，数为阳，动为阳，长为阳，滑为阳；沉为阴，涩为阴，弱为阴，弦为阴，短为阴，微为阴"，又《黄帝内经》指出："察色按脉，先别阴阳"，又云："微妙在脉，不可不察，察之有纪，从阴阳始。"所以，我们诊脉的第一步就是要确立寸口脉的阴阳属性，看看两手的寸口脉是否阴阳调和，是阳偏盛或者是阴偏盛，是阳偏衰或是阴偏衰，然后分别通过对寸口的寸、关、尺三部脉考察或者通过对寸口脉做总体的按压，从浮、中、沉分别候取的角度来获得五脏气血阴阳盛衰的信息，或者通过考察寸口脉的基本脉象表现，首先确立阴阳的偏盛或偏衰，然后再进一步确认阴阳的偏盛或偏衰发生在何脏，从而为治疗原则的确立提供理论支持。为了明确寸口脉的阴阳属性在脉学理论中的指导意义，在这里，我们有必要首先讨论一个概念——浮脉。凡是有一些脉学常识的人都会明确地回答这个问题：浮脉的定义是："举之有余，按之不足。"这就是说，浮脉的特征表现是：当我们轻手搭脉的时候，就能够感觉到脉搏在指下的跳动，如果稍微用力按压，脉搏在指下跳动的幅度就会相应地减小而脉搏跳动的力度也会相应地随之减弱。我们知道，轻手搭脉时就能够感觉到脉搏在指下跳动的脉象有很多种，这就像《脉经》里面所说的那样："凡脉大为阳，浮为阳，数为阳，动为阳，长为阳，滑为阳"等，而具有这些跳动特点的脉象还谈不上一定都有"重按稍减"的特点。所以，我们有必要把"浮脉"和"脉浮"这两个概念做一个比较并把它们区分开来。这种概念上的区分在我们临床时是有一定现实意义的，比方说，《伤寒论·辨太阳病

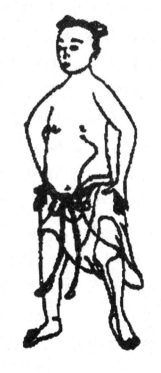

脉证并治》里面所提到的："太阳之为病，脉浮，头项强痛而恶寒。"我们注意到，这里所谓的"脉浮"其实就是我们通常所说的浮脉，是指人体在感受"风寒"等外感致病邪气、太阳经出现问题的时候，通常所具有的典型脉象表现，也就是说，在风寒等外感致病邪气伤及人体肌表皮毛的初期，总会有浮脉脉象的出现。这个就是狭义的伤寒，狭义的"伤寒"是很常见的疾病，所以，古人注重"伤寒"之类疾病的研究也是历代临床医生首先要面对的一个现实问题。如今，由于现代医学的迅速发展和社会的进步，在现代社会，特别是最近时期，中医用于治疗杂病的机会更多，所以我们有必要区分"浮脉"和"脉浮"的不同含义。现在我们已经知道：浮脉的脉象特点是"轻取即得，重按稍减"，而脉浮只不过是仅仅具有脉位较浅的特点，轻手搭脉时就能够感觉到脉搏在指下的跳动而已。所以，脉浮不是一种脉象，而是具有浮的特点的一类脉象，比如浮脉、洪脉等。也就是说，浮脉一定是具有浮的特点的，而具有浮的特点的脉象不一定就是指的浮脉。我们讨论这个问题也是本书基于通过诊察寸口脉，为以五脏为中心的辨证论治体系提供方便的需要，这也是我们在本书中所要强调的：脉学很复杂，把复杂的问题尽可能地简单化是我们认识纷繁复杂事物本来面目的有效途径。同时要说明的是，本书所讨论的脉法更适用于对杂病的认识。

我们知道浮脉的含义是："举之有余，按之不足。"也了解脉浮指的是从脉位上来看具有升浮的特性（脉位较浅），这就是浮脉和脉浮在概念上的区别。按照《难经·三难》"关之前者，阳之动也，脉当见九分而浮"的理论，我们知道，关的前面就是寸部脉。所以，我们认为寸部脉是具有浮的特性的，同时我们也注意到，这里所说的寸部脉"浮"不是指脉学概念上的浮脉，而是指寸部脉的脉位较浅。既然寸部脉是浮的，那么其参照物是什么呢？这个参照物就是尺部脉，相对而言，"关之后，阴之动也，脉当见一寸而沉"，关的后面就是尺部脉。所以，通常情况下，尺部脉较寸部脉而言是具有沉（脉位较深）的特点的；反过来说，寸部脉较尺部脉而言具有浮（脉位较浅）的特点。对于尺寸脉来说，其浮沉性质的辨别只需要对尺寸脉脉位的浮沉情况做一个比较就会一目了然，也就是说，寸部脉的浮是基于尺部脉的沉相比较而言的，反之也是如此。

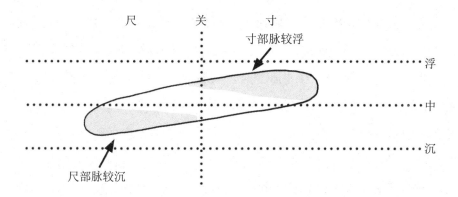

◎ 寸部脉的浮和尺部脉的沉，是通过对寸尺脉的比较相对而言的

　　从脉位上来看，如果我们轻手搭脉时，就能够感觉脉搏在指下的跳动，这种情况的出现，我们就认为它具有浮的特点，有阳的属性，其参照物就是用力按压（沉取时）时，才能够感觉脉搏跳动的情形，反之亦然。

　　相对于两手的尺部脉而言，两手的寸部脉都具有浮的特性，即左手的寸部脉是浮的，右手的寸部脉也是浮的。那么，左右两手寸部脉所具有的浮的特性，从脉形上来看是否都一样呢？《难经》提出并回答了这个问题。《难经·四难》云："心肺俱浮，何以别之？然：浮而大散者心也；浮而短涩者肺也。"由此我们可以看出，尽管两手的寸部脉都具有浮的特点，但左手寸部脉的浮和右手寸部脉的浮从脉形上来看，显然是存在明显差别的，这个差别就是除了两手的寸部脉都具有浮的共性之外，左寸脉还具有"大散"的特性，右寸脉还具有"短涩"的特性，也就是说，其差别就是"大散"与"短涩"的不同，这就是两手的寸部脉在脉形上存在的差异。《难经》这种对两手寸部脉脉象"浮而大散"与"浮而短涩"的不同表述告诉我们：虽然左右两手的寸部脉都具有浮的特征，但又分别具有不同的脉形表现。那么，"大散"和"短涩"这两种不同的脉形表现我们应该如何理解呢？也就是说，心脉和肺脉的脉形从临床的角度来看又当如何区分呢？我们究竟该怎样正确地认识它们之间这样的差别呢？要想回答这个问题，我们就有必要来分别考察心脉和肺脉的脉形表现究竟存在着什么样子的差异了。《脉经·心与小肠第二》认为："心象火，其脉洪，心脉洪大而长"；《脉经·肺与大肠第四》认为："肺象金，其脉浮，其脉为微浮毛。"我们注意到，毛就是浮，所谓"微浮毛"，就是稍微有浮的特点。由此我们可以看出：心脉与肺脉相比较，肺脉表现为"稍浮"，心脉虽然也表现出有浮的特点，只不过这种浮具有洪脉在指下跳动的特点，即具有来盛去衰的脉形特征罢了，这说明肺脉和心脉虽然都具有浮的特征，从脉形表现上来看，也存在一定的差异。

　　《难经》认为："关之后，阴之动也，脉当见一寸而沉，过者，法曰太过，减者，法曰不及。"我们了解了尺部脉具有阴的属性，从脉位上来看，两手的尺部脉都是沉的。那么，沉取的尺部脉又有怎样的脉形表现呢？《难经》认为，尺部脉应当是"沉濡而滑"的，很显然，"沉濡而滑"是肾脉的特征脉象表现。所以，尺部脉除了具有沉的特点外，从脉形上来看，还具有"濡而滑"的脉象特点。《难经》认为脉滑属阳，从尺寸的阴阳属性来看，尺部脉属阴，从五脏在人体内所分布的部位来看，肾位于下焦，有阴的属性，而肾脉在脉的形态表现上却有"滑"的特征，有阳的属性，这是因为有命门之火存在的缘故，火总是有阳的属性。我们知道，肾属水，在《易经》八卦里，坎属水，所以肾有坎水的卦象，

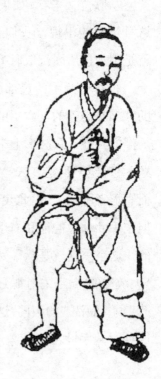

即水中有火，阴中有阳，所以肾脉在尺部除了具有"沉"这种属阴的脉象特征外，还有"滑"的特点，具有阳的属性，这是因为命门之火属少火，少火生气，是生气之源的缘故。由于是少火，所以肾脉即便是有滑的特点，也不会像典型的滑脉那样"如盘走珠"，只不过是我们沉取尺部脉的时候，往往会发现其带有稍微流利的特点而已。

"男子尺脉恒弱"是相对于寸部脉跳动的特点比较而言的，是指健康的男子，其寸口脉在跳动的力度上会表现为寸部脉强而尺部脉弱，这是健康的男子在脉势上最基本的临床表现。男子寸部脉强而尺部脉弱的原因我们在前面已经讨论过，是由于男子阳气多而阴气少的缘故。同时，《难经》也认为：即便是"恒弱"，相对来说，尺部脉这种"恒弱"的特点，在病理的表现上也存在"过者，法曰太过，减者，法曰不及"两种不同的病理情况。如果我们想进一步了解尺部脉在病理情况下的脉象特点，就有必要深入探讨一下尺部脉在发生"太过"和"不及"的情况时，各自不同的脉象表现，看看尺部脉在发生"太过"和"不及"的情况时，其阴阳属性的差异在哪里。假如我们沉取尺部脉的时候，发现它比我们所想象的正常脉象弱（"减者，法曰不及"），甚至是沉而细微，这能说明什么问题呢？我们知道，尺部脉本来就有沉的特性，现在，尺部脉出现了细微的脉象特点往往说明，这是由于尺部脉内缺乏阳气的鼓动所造成的，这个阳气就是指肾阳，就是指命门之火。也就是说，我们临证诊脉的时候，假如诊到两手尺部脉的脉象是沉而细微的话（有的中医著作中把它描述为"沉弱不起"），这就表明是肾中阳气不足，或者说是命门火衰、元阳衰败。

从阴阳理论的角度来看，无论是在寸，或者在关、在尺，都需要阴阳做一个相对的平衡，而我们治疗疾病的最终目的，也无非是把已经失调的阴阳再重新恢复到阴阳和合的状态，即"阴平阳秘"。尺部脉发生"太过"的情况在临床上往往表现为：大而有力。这个时候，寸部脉的表现相应地就不那么浮了，而且在指下跳动的力度也相应地有所减弱；尺部脉尽管还

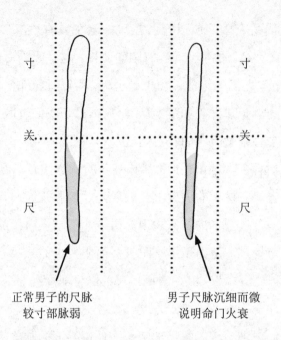

正常男子的尺脉
较寸部脉弱

男子尺脉沉细而微
说明命门火衰

有沉的特点，但已经不是那么"弱"了，而是表现为大而有力的脉象。如果寸口的两寸部脉跳动的力度相对地有所减弱而两尺部脉相对地都表现为大而有力的脉象，这就说明阴阳的平衡被打破了，依据前面的逻辑推理，如果尺部脉的不足是由于命门火衰的缘故，那么，尺部脉出现大而有力（有的医学著作描述为"大而顶手"）的表现时，也就表明是"命门火盛"了，这个时候，我们就把这种"命门火盛"称之为"壮火"，这是一种病理上的表现，是由相火发动引起的。

《黄帝内经》云："少火生气，壮火食气。"所以，这个时候的命门之火就成了"壮火"，这种情况的发生，从中医学理论的角度来看，它是由生理情况到病理情况的一个渐进的变化过程。

由《难经·十九难》提出的"男子尺脉恒弱，女子尺脉恒盛"的理论，我们可以知道：不同性别的男女，其尺部脉是存在很大差异的，从"盛"和"弱"来看，几乎是相反的（男女尺部脉唯一相同的地方是都属阴，都具有沉的特性）。"女子尺脉恒盛"的原因是由于女子以阴血为本，女子阴

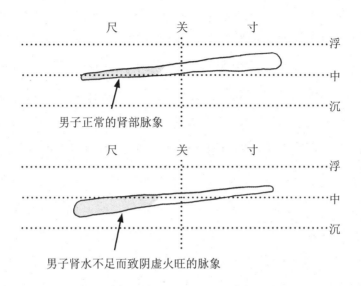

男子正常的肾部脉象

男子肾水不足而致阴虚火旺的脉象

气重，有阴柔的特征。由此来看，尽管我们在上面讨论了尺部脉的属性特点及其发生太过和不及的情况，如果我们注意到，由于男女存在性别的差异而在尺部脉的表现上也会相应地存在差异，我们就会发现，前面讨论的尺部脉太过和不及的情况似乎可以被认定为男子在病理上的脉象表现。那么，女子的尺部脉在生理和病理情况下，又应当是什么样子的呢？

"女子尺脉恒盛"说明女子的尺部脉较寸部脉来说是大而有力的。从另一个角度来看，女子尺部脉的"恒盛"（大而有力）和男子尺部脉的"恒弱"（小而少力）是恰恰相反的，它是一个健康女子所应具备的、正常的脉象表现（同时我们也认为，"女子尺脉恒盛"的同时，其寸部脉相对来说应该是弱的，这是由于女子阴气盛而阳气弱的缘故）。那么，一个健康的女子，其尺部脉应当是"恒盛"的，当其尺部脉出现了太过和不及时，又会是什么样子呢？又能说明哪些问题呢？无论一个人是男是女，其尺部脉相对于寸部脉来说，都应当是具有沉的特点，这是因为，它们都具有阴的属性。所以，当女子的尺部脉出现"太过"和"不及"的情况时，只能在其大小和有力无力方面来做进一步的考察。如果女子的尺部脉表现为大而有力，说明女子阴气是"盛"的（女子本来就阴气盛），如果女子的尺部脉出现大而有力的情况时，是否有太过的行为，其衡量的尺度就是看它是否具有和缓、柔和的特性，胃气或者说是谷气（谷气之来徐而缓）是否充足。如果发现尺部脉稍微大而弹手、有缺乏胃气的表现或者说少了和缓的特性，这就说明是有邪气在作祟，是有邪气在鼓动尺部脉。否则，这种大而有力的脉象就会被认定是正常的脉象表现（当然它应当具备和缓的特点）。在这里，我们又一次提到了"胃气"这个概念，这也是我们要强调的：胃气是衡量正、邪是否存在的标准，或者说，胃气是衡量疾病进退的重要指标，即"脉以胃气为本"。如果女子的尺部脉表现为大而弹手、缺乏和缓之象，泻其"实"就是当务之急了。不过，从临床经验来看，女子的尺部脉单独表现为大而弹手似乎很少发生，往往会伴有洪的特点，即来盛去衰，这是血气"有余"的表现。如果尺部脉大而在指下跳动和缓、徐徐而来，它就成了一个健康女子所应具备的正常脉象表现。从现实的情况来看，女子尺部脉出现异常的情况更多地表现为"不及"，即尺部脉相对于寸部脉而言，远远没有我们所想象的那样大而有力。较之于尺部脉正常的沉而有力的脉象，它往往会表现为沉而脉体弱小或者沉细，有的人甚至会出现沉取时不能够感受到脉搏在指下跳动。也有人会表现为尺部脉沉短的情况，这种"短"的脉象在指下的体会是，尺脉的跳动不能够充斥整个尺部。

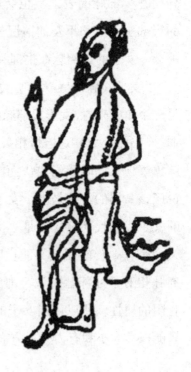

女子尺部脉出现种种跳动"不及"的情况往往和其所患的一些痼疾有着必然的联系，依据《黄帝内经》"上竟上，下竟下"的理论原则，女子尺部脉出现"不及"的情况，

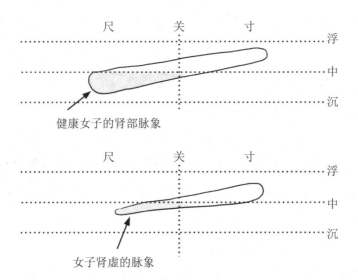

健康女子的肾部脉象

女子肾虚的脉象

常常会表现为腰部或者少腹部的不适。按照三焦主病的理论，寸口的寸、关、尺三部脉分别对应人体的上、中、下三焦，而尺部脉主脐以下的部位（当然也可能会反映下肢的一些问题），这其中包括一些内科的疾患和一些妇科的疾患。无论是尺部脉表现为沉而弱小，或者沉细，或者尺部脉沉短，甚至不能感觉到它在指下的跳动，这都说明一个最基本的问题，那就是女子的阴气"不盛"（相对于健康的"女子尺脉恒盛"而言）。

"横看成岭侧成峰，远近高低各不同"。以上我们分别讨论了寸口脉尺寸的阴阳属性及其在生理、病理情况下各自的特点和临床意义。如果我们对寸口脉从浮、沉的角度分别候取的话，依然可以依据脉位的浮沉情况来认知它的阴阳属性，二者互参是获取脉诊正确信息的重要手段。那么，寸口脉的浮沉情况又能表明什么样的阴阳属性上的意义呢？

浮沉的划分对确立寸口脉阴阳属性的意义

我们了解了寸口脉具有寸部脉浮、尺部脉沉的特点以及由于男女存在性别上的差异，在分别候取寸部脉和尺部脉时会发现它们往往存在指下跳动力度上的差异，这些差异表现是基于对寸口脉的寸、关、尺三部从部位上的划分之后得出的结论。如果我们再把寸口的寸、关、尺三部脉合在一起来看（为了叙述的方便，我们把这样的诊脉方法暂且称之为总按法），也就是说，我们对寸口脉不再区分寸、关、尺三部，而是把它们看作一个整体，用我们的示指、中指和环指疏密均匀地分布于整个寸口，按照诊脉时所用的指力不同，分别从浮、中、沉的角度来候取脉象的话，寸口脉又会具有怎样的阴阳属性特点呢？在不同的生理、病理情况下，用总按法诊寸口脉又有着怎样的临床意义呢？

《难经·四难》云："浮者阳也，沉者阴也，故曰阴阳也。"我们把寸口脉的寸部和尺部所固有的浮沉特性及其阴阳属性抛开，采用总按法诊寸口脉时，如果轻手搭脉（浮取之皮毛）时就能够感觉到寸口脉在指下跳动，我们所诊到的寸口脉就可能具有阳的属性（"浮者阳也"）；如果沉取（按至筋骨）时才能够感觉到寸口脉在指下跳动，我们所诊到的寸口脉就可能具有阴的属性（"沉者阴也"）。我们知道，阳有升浮的特性，阴有沉降的特性。所以，对于一个阴阳平和的人来说，其阴阳应当是调和的，而其在寸口的脉象表现上也应当是平和的，这种阴阳平和的脉象从理论上来讲，其在指下的表现应当是，它既不应当浮，又不应当沉，而是中取（按至肌肉）的时候才能够感觉到寸口脉在指下的跳动。如果我们以中取时所能候到的脉象作为判别寸口脉阴阳属性的基准，当采用总按法诊脉时，寸口脉出现浮的情况，就说明寸口脉具有阳的属性；寸口脉出现沉的情况，就说明寸口脉具有阴的属性。换言之，当我们以中取作为区分寸口脉阴阳属性的标准的时候，这就表明：脉多一分浮就表明寸口脉多一分阳的属性；脉多一分沉就表明寸口脉多一分阴的属性。《难经·四难》云："心肺俱浮，何以别之？然：浮而大散者心也；浮而短涩者肺也。肾肝俱沉，何以别之？然：牢而长者肝也；按之濡，举指来实者肾也。脾者中州，故其脉在中，是阴阳之法也。"从阴阳的角度来看，无论我们以何种方式来认识寸口脉的脉象，其所代表的阴阳属性特点都应当是一致的。由此可以认为：我们对寸口脉采用总按法诊断疾病时，如果浮取（按至皮毛）时就能够感觉到寸口脉在指下的跳动，说明我们有可能候到了心肺之脉，因为"心肺俱浮"；如果沉取（按至筋骨）时才能够感觉到寸口脉在指下的跳动，说明我们有可能候到了肝肾之脉，因为"肝肾俱沉"；如果不浮不沉中取（按至肌肉）时能够感觉到寸口脉在指下的跳动，说明我们有可能候到了脾脉，因为"脾者中州，故其脉在中"。人体的五脏六腑、四肢百骸都需要源源不断的"能源供给"，才能维持机体有效地正常运转，而脾胃处于中焦，有运化的功能，同时又起着"阴阳交通枢纽"的作用。所以，脾胃就是人体最好的"阴阳转换者"或者说是沟通人体上下阴阳的、最合适的"介体"。无论是从寸口脉的寸、关、尺三部分别候取的角度来看或者是用总按法诊脉的角度来看，脾胃之气总是贯穿其"中"的，所谓"有胃气则生，无胃气则死"，说的就是脾胃乃气血生化之源、后天之本，能够沟通上下表里。从寸口脉三部同时候取的角度，即用总按法诊察寸口脉的情况来看：轻取可以候心肺之脉，沉取可以候肝肾之脉，即《难经•四难》所谓的"心肺俱浮""肝肾俱沉"。此时，也许有人会产生这样的疑问：当我们所候到的寸口脉具有浮的特点时，该如何区分它们究竟是心脉或是肺脉呢？当我们所候到的寸口脉具有沉的表现时，又该如何区分它们究竟是肝脉或是肾脉呢？对于这个问题的回答，就要通过分别考察其脉形来确认了。《难经•四难》

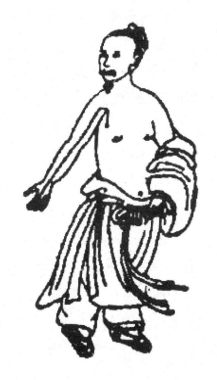

认为："浮而大散者心也；浮而短涩者肺也。"又，"牢而长者肝也；按之濡，举指来实者肾也。"这就是我们区分心与肺、肝与肾脉形差别的标准，即从脉形上来鉴别。我们谈到这里，也许有人又会提出这样一个问题：《难经·四难》所谓的"心肺俱浮"和"肝肾俱沉"是不是仅仅针对尺寸脉而言呢？答案似乎不全是这样。因为在《难经》这部中医典籍里面，虽然对寸口做了寸、关、尺三部脉部位上的具体划分，似乎又不特别强调寸、关、尺三部脉分别主病的问题。《难经·十三难》指出："假令色青，其脉当弦而急；色赤，其脉浮大而散；色黄，其脉中缓而大；色白，其脉浮涩而短；色黑，其脉沉濡而滑"。这样的表述显然告诉我们：无论是"弦而急"，或是"浮而大散"，或是"中缓而大"，或是"浮短而涩"，或是"沉濡而滑"，都是对寸口的寸、关、尺三部脉，从浮、中、沉分别候取的角度，即通过用总按法来诊察寸口脉象的，并没有特别强调寸、关、尺三部脉中的某部脉象如何如何，就可以作为我们认识这个问题的佐证。值得指出的是，《难经》是非常强调对寸口脉从寸、关、尺三部同时候取的角度，通过浮、中、沉分别候取的方法来认识寸口脉五脏主病的问题的，即我们所谓的总按法。如《难经·五难》所云：初持脉，如三菽之重，与皮毛相得者，肺部也，如六菽之重，与血脉相得者，心部也，如九菽之重，与肌肉相得者，脾部也，如十二菽之重，与筋平者，肝部也。按之至骨，举指来疾者，者，脾部也。如十二菽之重，与筋平者，肝部也。按之至骨，举指来疾者，肾部也，故曰轻重也。"就是很好的例证。《难经》在这里提到的所谓的菽，到底有多重，这个亟待考察，对于菽，《脉经》里面也有两种不同的说法，一种说法是：菽，指的是小豆；另一种说法是：菽，指的是大豆，如《脉经·卷一·持脉轻重法第六》云："菽者，小豆……吕氏做大豆。"当然，《难经》里面所说的菽，究竟指的是小豆还是大豆，这不是我们所要讨论的重点内容。由《难经·五难》的这段话，我们可以得到的结论是，浮取（按至皮毛和血脉）时所能候到的脉象就有可能是心肺之脉，中取（按至肌肉）

时所候到的脉象就有可能是脾脉，沉取（用力按至筋骨）时所候到的脉象就有可能是肝肾之脉。这种诊脉的思路有益于我们从总按法的角度来认识和把握五脏主病的问题。

由于"心肺俱浮"，所以我们轻取时所诊到的脉象很可能就是心肺之脉。如果是这样的话，我们轻取时所诊到的脉象究竟是心脉还是肺脉呢？"何以别之"呢？关于心肺之脉区别的问题，前面我们已经提到，这个主要从脉形上做出判断。《难经》认为："浮而大散者心也；浮而短涩者肺也。"尽管心肺之脉都具有浮的特性，从脉形上来看，肺脉还具有"短涩"的特点，这样的话，肺脉就有了"浮而短涩"的脉象表现。所以，当我们诊到"浮而短涩"的脉象时，就可以认为它是肺脉；同理，心脉除了具有浮的特性外，还具有"大散"的特点，这样的话，心脉就有了"浮而大散"的脉象表现。所以，当我们诊到"浮而大散"的脉象时，就可以认为它是心脉；当我们诊到"浮而短涩"的脉象时，就可以认为它是肺脉。在这里，我们要强调的是，无论是浮取、沉取或是中取的时候，都可能感觉到寸口脉在指下的跳动，而这并不表明它们一定就是生理情况下的脉象或者是病理情况下的脉象，要区分它们是在生理情况下的脉象或者是在病理情况下的脉象，唯一的衡量标准就是胃气。即用胃气来衡量。也就是说，如果我们要考察所诊到的寸口脉是否有"太过"和"不及"的行为发生，就要看它是否有和缓的特性了，这对于我们判断脉象的性质，从而来指导临床实践，具有重要的指导意义。同理，"肝肾俱沉"。所以，我们沉取时所诊到的脉象很可能就是肝肾之脉，尽管肝肾之脉"俱沉""然：牢而长者肝也；按之濡，举指来实者肾也。"这就表明：肝肾之脉虽然"俱沉"，而从脉形上来看仍是有区别的。具有"牢而长"特点的脉象，就是肝脉；具有"按之濡，举指来实"特点的脉象，就是肾脉；而我们中取时所候到的"大而缓"的脉象就是脾脉。所以，在临证的时候，如果我们能够把寸口的寸、关、尺三部脉分别主病的理论和用总按法对寸口脉进行统察，通过浮、中、

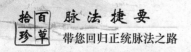

沉的分别候取来认识五脏主病的理论结合起来看，就能够通过相互比对，从而获取最有用的脉学信息。

 ## 气血阴阳的辨证理论在脉诊中的指导意义

以上理论探讨是基于以五脏为核心的辨证观，并在这种思维模式上建立起来的。在中医辨证理论体系当中，除了以五脏为中心的辨证理论之外，还有一种较为重要的辨证理论，即气血阴阳辨证理论。所以，我们就有必要抛开以五脏为核心的辨证观，再从气血阴阳的辨证理论出发，来探讨寸口脉的脉象及其对临床实践的指导意义。

就气和血之间的阴阳关系来看，中医学认为气属阳，血属阴。我们知道，脉内流动的是气血，而气血本身就具有这种固有的阴阳属性，即气有阳的属性，血有阴的属性，气血的这种阴阳属性同阴阳之间的关系一样，具有互根互用的特点。《黄帝内经》云："阴在内，阳之守也；阳在外，阴之使也""阳为阴之使，阴为阳之用。"气血阴阳这种互根互用的理论关系依然对脉学的理论和实践活动具有重要的指导意义。气属阳，具有升和动的特点；血属阴，具有降和静的特点。对于寸口脉来说，如果寸口脉的脉体由于受到阳气的鼓动而变得较大，或者从脉位上来看，出现了"升浮"的现象，我们就有理由认为：这类脉象具有阳的属性；如果寸口脉的脉体由于受到阴气的控制，相对来说变得较小，或者说从脉位上来看，出现了"沉降、收敛"的现象，我们就有理由认为：这类脉象具有阴的属性。《难经·四难》云："浮者阳也，滑者阳也，长者阳也；沉者阴也，短者阴也，涩者阴也。"就是人们对这种认知观的一种认可，同时《脉经·卷一·辨脉阴阳大法第九》更提出了："凡脉大为阳，浮为阳，数为阳，动为阳，长为阳，滑为阳；沉为阴，涩为阴，弱为阴，弦为阴，短为阴，微为阴。"就具体说明了寸口脉不同脉象之间的气血阴阳属性关系。依据寸口脉不同脉象之间的阴阳属性，通过对不同药物的寒、热、温、凉性质和药物归经的考察，从而选取适当的药物或者相应的治疗措施和方法，使寸口脉的气血阴阳重新恢复到一个相对的平衡，这就是我们从气血阴阳的理论角度来认识寸口脉的方法，从而为防病、治病提供可靠的理论依据。由此我们也可以发现，在疾病诊疗的过程中，脉诊显然能够提供治疗疾病时最基本的用药方向。在病理状况下，如果寸口脉出现了具有"升浮"特性的脉象，这就说明它具有阳的本质属性特点，我们就有必要选择具有寒凉性质的药物来应对；如果寸口脉出现了具有"沉降、收敛"特性的脉象，这就说明它具有阴的本质属性特点，我们就有必要选择具有温热性质的药物来应对。"实则泻之"，脉浮而有力说明阳有余，我们就要选择辛凉清泄的药物和相应的治疗措施泻其阳，使脉沉降；脉沉而有力说明阴有余，我们就要选择苦温导泄的药物和相应的治疗措施使脉升浮；"虚则补之"，脉浮而无力表明

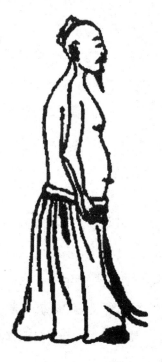

阴不足、不能收敛阳气，宜选择阴柔之品济之于阴使脉沉降；脉沉而无力表明阳不足，这是由于阳不足，不能鼓动血脉而致，宜选择有温通之力的药物和措施使脉升浮。"阴病治阳""阳病治阴"，就是我们治疗这些虚损之类疾病的基本治疗法则（当然，这其中对于治疗药物的选择，我们还要考虑其归经的问题，把气血阴阳主病的理论和五脏主病的理论结合起来一同考察，就会对疾病的本质和治疗的方法做出一个合理的判断），总以恢复人体气血阴阳的重新和合为目标，即"阴平阳秘"。血有阴的属性，气有阳的属性，阴血能够收敛阳气并具有沉降的特性，阳气能够鼓动阴血并具有升浮的特性。寸口脉

的浮沉情况，从气血阴阳理论来看，也表明了阴血和阳气之间在生理和病理上的相互关系。我们在前面讨论诊脉的意义时，曾经提到过一个非常有意思的现象：就是产妇和患有泄泻、鼻衄这两种不同疾病的患者，在发生疾病的过程中，三者可能会有共同的脉象表现，即寸口脉都有可能会表现出"沉细"的（当然，这种"沉细"的脉象是我们用总按法诊寸口脉时，通过沉取所得到的）特点，这又能够说明什么问题呢？假如我们按照五脏主病的理论来做一个推理，由于"肝肾俱沉"，我们就可能会推导出这样的结论：即脉沉说明病在肝肾，脉细说明水（阴）少，那么，脉沉细就说明肝肾阴亏。对于这三种不同疾患的人来说，用这样一个推导出来的结论来解释他们的病情，显然不合乎情理和事实。一个女子不太可能因为生产就一定会导致肝肾阴虚，同理，一个单纯鼻衄或者腹泻的患者，也不太可能是肝肾阴虚。问题出在哪里呢？这个时候，气血阴阳理论就派上了用场，它能够给我们提供方便并帮助我们对疾病的病机做出一个合理、恰当的解释。那就是，当这三种不同疾病的患者，寸口脉都出现了沉细的表现时，就表明这些疾病的唯一病机："阴气未大伤。"我们知道，孕妇生产之后会丢失大量的阴血，泄泻能伤人体的津液，而鼻衄也能使人体的阴血受损，而三者都会表现出沉细的脉象表明：尽管寸口脉有细的特点，伤了阴（津）血，但还有沉的脉象特点存在。它所表明的意义是：阴（津）血虽然有些受损而仍能收敛阳气、仍能够发挥其收敛、沉降的作用。如果是由于阴（津）血丢失过多，丧失了收敛阳气的基本功能，或者说，阳气由于失去了阴（津）血收敛、沉降作用的制约，就会升浮起来，寸口脉就会由沉变浮，由小变大。如果是发生了这样的情况，表明人体的气血阴阳极为不协调，病情有加重的趋势。我们这样解释寸口脉脉象的方法与我们前面刚刚谈到的"实则泻之，虚则补之"及"阳病治阴，阴病治阳"的治疗措施并不矛盾，而是对寸口脉分别从五脏主病的理论和气血阴阳主病的理论等不同的理论角度出发来认识问题。由此，我们还会发现：在用气血阴阳主病的理论来解释寸口脉的脉象所表明的疾病病机的同时，也可以用它来预测疾病的转归。同时，这也是在告诫我们：对寸口脉的脉象，要学会从不同的角度来看待和审视问题并加以灵活运用。而这也同时表明：我们诊寸口脉时所诊到的脉象并不是单纯地表示患者一定会表现出某种相应的临床症状，而往往表示的是他（她）所患的疾病的病机。当然，我们也有理由认为：依据诊脉所得到的病机可以类推出患者某些相应的临床症状，而这些类推出来的症状往往可能与患者本人所描述的一些情况"大相径庭"。这种现象的存在也往往令那些对脉诊充满好奇心、认为仅仅依靠脉诊就可以避开其他诊断手段、从而可以完全预知患者痛苦的人"大失所望"。

《素问·阴阳应象大论》云："阴在内，阳之守也，阳在外，阴之使也。"如果我们从阴阳内外这个角度来看待寸口脉的话，脉浮就说明病在外，脉沉就说明病在内。《伤寒论·辨太阳病脉证并治》在谈到太阳病的提纲时指出："太阳之为病，脉浮、头项强痛而恶寒。"我们注意到，这里的"脉浮"（就是我们通常所说的浮脉）所表明的就是病在表、在外、在肌肤；又比如《伤寒论》第51条里面所谈到的："脉浮者，病在表，可发汗，宜麻黄汤"等；而《伤寒论·辨阳明病脉证并治》里面又谈到："伤寒四五日，脉沉而喘满。沉为在里，而反发其汗，津液越出，大便为难。"这里的"脉沉"所表明的就是病在内。站在阴阳内外这个角度来看，这里的浮与沉所表明的就是疾病是在内或是在外的问题，这不过是人们对寸口脉的脉象从阴阳内外这个角度来认识病位的一种手段或方法而已。换句话说，这里所谓的内外就是我们通常所说的表证和里证。即脉浮主表证，脉沉主里证。所以，当我们诊察到一种脉象的时候，要学会从不同的角度来认识和看待寸口脉的脉象并做到四诊合参。也可能在这个时候，我们会对"横看成岭侧成峰"这句古诗有一些更深刻的体会和理解。

在杂病诊治的过程中，通常也会遇到很多这样的情况，即我们诊寸口脉时，无论是浮取或是沉取，都能够感觉到脉搏在指下的跳动，而在运

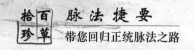

用不同的指力分别候取时，往往会发现其脉形会随着指力的改变而改变，换句话说，对寸口脉分别浮取和沉取时，我们所诊到的脉象可能会表现出有差异。如《难经·六难》所云："脉有阴盛阳虚，阳盛阴虚，何谓也？然：浮之损小，沉之实大，故曰阴盛阳虚；沉之损小，浮之实大，故曰阳盛阴虚。是阴阳虚实之意也。"这就是说，轻取寸口脉时，所候到的脉象是小而少力的，而沉取寸口脉时，所候到的脉象是大而有力的，这说明是阴多阳少，即"阴盛阳虚"；反之，如果沉取寸口脉时，所候到的脉象是小而少力的，而浮取寸口脉时，所候到的脉象是大而有力的，这说明是阳多阴少，即"阳盛阴虚"。"阴盛阳虚""阳盛阴虚"，这是从阴阳虚实的角度来认识和把握疾病病机的一种方法。同时，这也再次表明，我们诊脉的时候，所诊到脉象不是为了简单地和患者的某个症状相对应，或者说通过诊脉就一定能够确认患者是患了什么样的疾病，而它恰恰反映的是疾病的病机。无论是"阴盛阳虚"或是"阳盛阴虚"，我们在治疗疾病的过程中，都会遵从"虚则补之，实则泻之"这一虚实补泄的基本原则。即阳盛泻其阳，阴盛泻其阴；阳虚补其阳，阴虚补其阴。

 ## 治疗原则的确立

通过望、闻、问、切四诊可以搜集到患者发病的详细资料，然后对这些资料加以分析和综合，从而推断出疾病的病机，并依据所得到的病机来确立相应的治疗方法和治疗措施，这就是我们辨证论治的过程。很显然，望、闻、问、切这四种诊断疾病的方法为我们认识疾病提供了最基本的资料，而脉诊虽居四诊之末，却常常起着不可忽视的重要作用。

望色是中医望诊的重要内容之一，五色即赤、白、黄、青、黑五种色泽。由五色主病的理论我们知道：通过望色，可以了解到患者皮肤的色泽是五色中的哪一种，以及皮肤润泽与否的情况，从而对脏腑气血阴阳盛衰的情况作出一个基本的判断；通过闻诊，可以诊察患者发生疾病时所发出的气味，从而了解到患者在疾病过程中的一些病理变化的情况；通过问诊，可以帮助我们了解到患者的主要痛苦和不适以及既往病史方面的情况；而切（诊）脉，却往往能够提供给我们认识复杂疾病病机的最后机会。通过四诊合参，我们最终会对疾病的病机做出一个正确的、合理的判断。由此，我们也可以发现：所谓的望、闻、问、切这样一个四诊的排列顺序，所反映的并不是四诊在我们诊断疾病的过程中，其地位孰轻孰重的问题，而是我们在运用中医理论诊断疾病过程中的一个合理的步骤或顺序上的安排。"至虚有盛候，大实有羸状"。就是人们对一些复杂疾病病机认识的过程中，概括出来的一种临床经验。如果我们在临床实践过程中，遇到虚实真假的问题而感到困惑，又要对其所患疾病的性质做出一个合理的、正确的判断，脉诊无疑就起着关键性的作用。正如在《本草备要》这部书的序言中所说的那样："医学之要，莫先于切脉，脉候不真，则虚实莫辨、攻补妄施，鲜不夭人寿命者。"由此，我们也可以看出：脉诊不仅在四诊中有着重要地位，而且在疾病的虚实性质这个问题的判断上，往往起着不可替代的作用。所谓虚实的判断，就脉诊而言：有力为实，无力为虚。所以，在大多数情况下，无论患者患有什么样的疾病或者出现了什么样的证候，如果我们诊脉的时候，所候到的脉象是跳动有力的，往往就表明它是实证；反之，如果所候到的脉象是跳动无力的，往往就表明它是虚证，由此，脉诊的临床意义便能充分地体现出来。也许有人会问这样一个

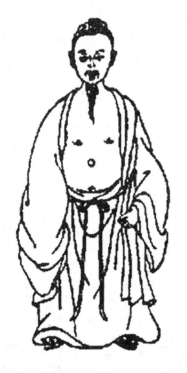

问题：如何才能正确判断寸口脉的跳动是有力或是无力的呢？这个判断的标准就是，如果我们用力按压寸口脉至筋骨的时候，假如仍能够感受到脉搏在指下跳动的话，说明寸口脉的跳动是有力的；反之，如果我们用力按压寸口脉至筋骨的时候，假如不能够感受到脉搏在指下跳动，这就说明，寸口脉的跳动是无力的。而对于寸口脉而言，有浮、中、沉三种不同的候取方法，无论是浮取、中取，或是沉取，要判定它在不同的候取情况下，其虚实的情况如何，也可以以此作为衡量标准。另外，"独处藏奸"的理论也能够让我们更深刻地体会到脉诊在中医诊断中的重要作用，而这种理论在指导临床实践时，往往能让我们对问题产生深刻的印象并具有"一针见血"的效果。

我们已经知道，通过对脉位浮沉情况的判断，能够确立脉的阴阳属性而具有阴阳属性的脉象，它所表明的究竟是实或是虚，取决于对脉的有力无力（有力为实，无力为虚）的辨别，由此，我们就可以对疾病的阴阳虚实性质做出一个基本的判断，从而确立相应的治疗原则。《难经·四难》云："浮者阳也，沉者阴也，故曰阴阳也。"一个健康的人，其寸口的脉象表现从理论上来说，应当是不浮不沉的，其跳动也应当是和缓、柔和的。如果寸口脉在指下的跳动表现出有力顶手，就说明是实证，这是由于邪气鼓动气血造成的，此所谓"邪气盛则实"。实证的脉象表现形式主要有两种：一种是表现为浮而有力的脉象，这说明是阳邪在鼓动气血，另一种是表现为沉而有力的脉象，这说明是阴邪在鼓动气血。"实则泻之"。阳有余者，泻其阳；阴有余者，泻其阴。如果寸口脉在指下的跳动表现出无力或少力，就说明是虚证，虚证的形成是由于自身的正气不足造成的，此所谓"精气夺则虚"。虚证的脉象也有两种主要的表现形式：一种是表现为浮而跳动无力的脉象。脉浮为阳，浮而无力说明是病在阳，这是由于阴（血）不足、失去了收敛阳气的作用而致脉体上浮，这个时候，应当"阳病治阴"，通过用补阴（血）的方法收敛阳气，使脉体沉降，另一种是表现为沉而跳动无力的脉象，脉沉为阴，沉而无力说明是病在阴，这是由于阳（气）不足、失去了鼓动气血的作用而致脉体下沉，应当"阴病治阳"，通过用温补阳（气）的方法鼓动血脉，使脉体上浮。《张氏医通》认为："下手脉沉，便知是气，……沉弱少力，则宜温养。"同样表明了这种观点，这里的气，是指病在气分，就是说，寸口脉有沉的脉象表现时，许多情况下都说明病在气分。不过有时候，我们也会遇到这样一种情况：一些患者，其寸口脉在指下的跳动虽然也表现为沉而无力或少力，却没有少气懒言、倦怠乏力等气虚的临床表现，而往往表现为其他的临床症状，如腹部胀痛、女子月经不调等。此时，我们就可以认为，这种沉而无力或沉而少力的脉象，它所表明的临床意义是气郁，临床经验丰富的医生对此往往会有深刻地体会。单纯的气郁表明是一种无形之邪，宜用行气开郁的方法来治疗，临证用药宜辛散、忌苦寒，这一点，对于一些妇科疾患和一些内科杂病的诊治，具有特殊意义。

以上我们所讨论的内容是基于对寸口脉的寸、关、尺三部总按时得出的、对疾病阴阳虚实问题的认识，并以此来确立相应的治疗原则。当然，这种思考问题的方法也同样适用于对寸口的寸、关、尺三部脉分别浮取和沉取的情况。那么，如果我们站在尺寸的角度来考察寸口脉的脉象时，又当如何确立其相应的治疗原则呢？我们在前面讨论尺寸脉阴阳属性的时候，已经明确的结论：①寸部脉浮而尺部脉沉；②男子寸脉部强而尺部脉弱；③女子尺部脉强而寸部脉弱。这样的结论是通过对尺寸脉的阴阳属性特点分别考察之后得出来的，它是基于一个"标准的、健康人的典型脉象"，从尺寸脉的理论角度出发设立的脉学模型。这也是我们从尺寸脉的理论角度出发来看待和衡量一个人健康与否的标准，并以此为标准来区别不同个体之间，当他（她）们的尺寸脉发生改变时，所代表的临床意义。我们在前面还讨论过，寸部脉浮、尺部脉沉的原因是由于寸部脉属阳、尺部脉属阴，也就是说，寸部属阳，寸部脉应当是浮的；尺部属阴，尺部脉应当是沉的。相反的情况是：如果寸部脉当浮而不浮，就表明是寸部"阳不足"；如果尺部脉当沉而不沉，就表明是"阴不足"。男子属阳，女子属阴，从男女分别具有不同的阴阳属性这个角度来看，男女尺寸脉在寸口上的表现，存在明显的差异。所以，要了解尺寸脉太过和不及的情况，它们各自所代表的临床意义及所需要采取的对策，这就要求我们对男女的尺寸脉分别来进行考察，然后针对考察的结果，分别确立相应的治疗原则和措施。

就尺寸脉而言，无论一个人是男是女，其脉象的表现都应当是寸部脉浮、尺部脉沉。那么，对于一个男子来说，如果出现了寸部脉当浮而不浮的情况时，能说明哪些问题呢？这是什么原因造成的呢？又当如何处理呢？《难经·二难》指出："从关至尺，是尺内，阴之所治也，从关至鱼际，是寸口内，阳之所治也。"由此可知：尺部脉是阴所治的地方，寸部脉是阳所治的地方，那么，尺寸脉阴阳之间又存在怎样的相互关系呢？《黄帝八十一难经纂图句解》强调指出："阳气生于尺而动于寸""阴气生于寸而动于尺"。它这里所谈到的尺寸脉之间的这种阴阳相互关系，其实在《脉经·卷一·分别三关境界脉候所主》里面就有过这样的论述。这样一种认识的观点，就说明了尺寸脉的阴阳之间存在着特殊的互动关系。所以，我们要想查明一个男子寸部脉当浮而不浮（由于寸部脉本身就具有阳的属性，具有浮的特征。所以，这里所谓的寸部脉当浮而不浮是指相对于正常的寸部脉来说，其浮的程度有所下降）的原因，就有必要先来考察一下其尺部脉跳动的情况。我们知道，尺部脉属阴，也知道"男子尺脉恒弱"，如果男子的尺部脉出现了脉体较大且跳动有力的情况，这就不是"恒弱"了，而是变"盛"了，出现"盛"的原因是阳邪在鼓动尺部脉。假如尺部脉的脉体较大且跳动有力，而其寸部脉同时出现了不浮（浮的程度有所下降）的情况，这就说明，虽然"阳气生于尺"却没能够上行而"动于寸"，在这个时候，命门少火就变成了阳邪、变成了（相火）壮火。"少火生气，壮火食气"，如今，命门之火旺于下焦，变成了壮火，因"壮火食气"而缺乏生气之源，自然寸部脉浮的程度就有所下降了。所以，在此种情况下，泻壮火（相火）就成了必然的选择。

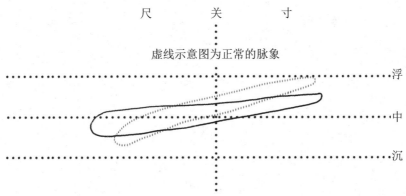

◎ 实线示意图为尺部脉大而寸部脉浮的程度有所下降，宜泄相火

　　从临床经验来看，在中老年男性患者这个人群当中，出现寸部脉不浮而尺部脉大而有力的情况，我们在临证的时候会经常遇到。如果两手的尺部脉表现为稍大，就说明这是由于肾水（肾阴）不足，不能有效地制约相火，才有了这样的脉象表现，可以考虑用六味地黄汤、左归丸之类，通过补肾水来制之；如果两手的尺部脉表现为大或者硕大且跳动有力的情况，这就表明是相火过旺，用知柏地黄汤之类加强泻相火之力，似乎是更合理的选择。另一种情况是寸部脉不浮而尺部脉的跳动也表现为沉细无力的脉象，这种沉细无力的脉象比我们想象的"男子尺脉恒弱"还要"弱"，这种脉象出现所表达的意思是，由于元气受伤，命门少火不能有效地发挥其正常的"生气"功能而致人体的气血阴阳俱损，寸部脉自然就浮不起来了，此时，宜用四君子汤、八珍汤或金匮肾气丸之类温补之。由此也可以看出，尺部脉在尺寸阴阳关系中的地位。我们谈到这里就会明白一个诊脉的基本经验：临床经验丰富的医生在诊断疾病时，如果遇到了某些困惑，通常会仔细诊察两手尺部脉的跳动情况，并分别考察两手尺部脉跳动的情况是否异常，以此来辨别阴阳的有余或不足，或者说是阴阳

偏盛、偏衰的问题究竟出在哪里，同时努力比较尺部脉和寸部脉浮沉的差异和尺寸脉跳动力度上的变化。还有一种方法是，用总按法对寸口的寸、关、尺三部脉同时候取，通过浮沉情况的了解比较脉象的差异，这两种诊脉的技巧有异曲同工之妙。如果还感到困惑，就可以把用这两种诊脉技巧所诊到的脉象加以对比，往往容易发现问题的所在。尺部脉是沉的，对于一个健康的男性来说，尺部脉不但比寸部脉沉而且相对于寸部脉来说，尺部脉跳动的力度也较寸脉弱。我们在前面讨论过，尺部脉当沉而不沉的原因是阴不足的问题，由于尺部脉属阴，本来就有沉的特性。所以，我们所说的尺部脉不沉是相对于寸部脉来说，它出现了较浮的脉象特点，或者说是沉的力度不够。这就像我们前面所说的，寸部脉当浮而不浮是指寸部脉浮的程度有所下降一样，由于相火鼓动尺部，尺部的脉体变得相对较大，此时，泻相火就是必然的选择，反之，如果尺部脉表现为细弱无力，此时，温补元气就成了必然。

《难经》认为："从关至尺，是尺内，阴之所治也，从关至鱼际，是寸口内，阳之所治也""关之前者，阳之动也，脉当见九分而浮""关之后者，阴之动也，脉当见一寸而沉"。依照《难经》这种对尺寸脉的浮沉情况及其阴阳属性的认识，就女性来讲，其尺寸脉在浮沉这个问题上，也应当表现为寸部脉浮而尺部脉沉的情况。我们知道，由于女性属阴而寸部脉属阳，男性属阳而寸部脉也属阳。所以，就男女寸部脉的阳气相比较而言，女性的阳气没有男性的多，因而女性寸部脉浮的程度就不如男性；由于"女子尺脉恒盛""男子尺脉恒弱"的缘故，相比较而言，女性尺部脉在指下跳动的力度就强于男子，而且对于同一个女子来说，其尺部脉跳动的力度也强于寸部，女子这些尺寸脉的表现特点，为我们建立一个标准的脉学模型提供了方便。如果出现了相反的情况，或者说有异于我们对女性尺寸脉这种描述的情况，我们就有理由怀疑它是不是病脉（毕竟，这里还存在一个度的问题），或者说，这些脉象表现是能够说明一些问题的。那么，女性寸部脉不浮（准确地说，是女性寸部脉浮的程度不如我们所想象的那样）时，能够说明什么样的问题呢？我们知道，一个人的性别无论是男或是女，相对于尺部脉来说，其寸部脉都应当是相对较浮的，如果女性寸部脉浮的程度不是我们所想象的那样，要衡量它是不是病脉，其唯一的标准，就是看它是不是具有和缓的特性，是不是具有"胃气"特征的脉象表现。如果寸部脉在指下的跳动，表现为稍微有力或者无力、缺少了和缓的特性，这就说明它缺乏胃气，那就是病脉了。有力说明是由于邪气"干预"所造成的；无力就说明是"正气不足"或者说是"胃气不足"。女子尺部脉是沉的，无论是相对于男子或者是相对于其寸部脉来讲都具有沉的特性，如果女子尺部脉沉的程度不是我们所想象的这样，表现为或洪，或细，或弦，或短，或无，就表明是阴不足，这个时候，补下焦之阴就成了可供我们选择的治疗手段之一。

在这里，我们要强调的是，如前所述，在杂病诊治的过程中，如果对疾病病机的辨别感到困惑时，很有必要考察一下尺部脉的浮沉情况，以及比较左右两手尺部脉的大小和跳动的力度是否有差别，从而为辨证论治

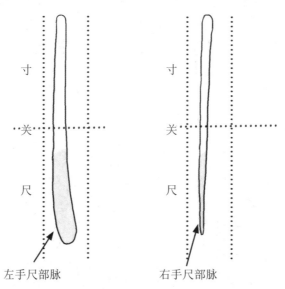

◎ 如果左手尺部脉大，右手尺部脉细弱无力宜补命门之火

提供可靠依据。如果左手尺部出现大而有力的脉象，左尺属肾水（肾阴），这就说明是阴气盛；如果右手尺部出现大而有力的脉象，右尺属命门之火（肾阳），这就说明是相火盛；如果两手尺部都表现出大而有力的脉象，这是由于相火鼓动尺部脉造成的，也说明是相火盛，宜泻相火；如果两手尺部都表现出细弱无力的脉象，这是由于命门火不能温暖尺部造成的，这就说明是命门之火不足，宜"益火之源，以消阴翳"；如果左手尺部脉大而右手尺部脉表现为细弱无力，左手尺部属（阴）水而脉大，就说明（阴）水有余，右手尺部属火而脉细弱无力，就说明火不足，此时宜补命门之火。

在临床的过程中，我们还会遇到左手尺部脉细弱无力而右手尺部脉大的情况，这就有些难办了，临床经验表明：有这种脉象表现的患者，除了本身的体质因素外，还是由于患者平素思虑过度或者思虑过度又有暴饮暴食的习惯，导致消化系统出现问题，而后又久治不愈，就慢慢形成了这样的脉象，此时如果补左尺脉之肾水（肾阴），就会碍于脾的运化，更加伤害本已虚弱的脾胃，如果泻命门火，也会克伐脾胃阳气。所以，有这种脉象表现的患者，往往说明他（她）患的是痼疾，治疗起来反反复复，几经难愈。

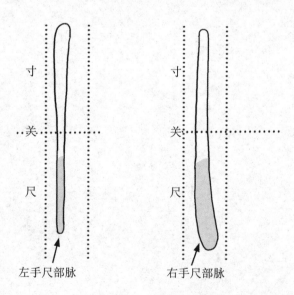

寸

关

尺

左手尺部脉　　　　　右手尺部脉

◎ 如果左手尺部脉细弱无力，右手尺部脉大，这种脉象治疗起来反反复复，几经难愈

这个时候，我们应该采取什么样的治疗措施呢？是不是我们可以对这种脉象表现置之不理，转而去调理脾胃呢？我们知道，脾胃为后天之本，气血生化之源，或许，通过调理脾胃，脾胃强健了，气血充足了，这种尴尬的局面可能会得到一些改善。在过去，经验丰富的临床医生往往会争论这样一个问题：即补脾和补肾的问题。有人认为，补脾不如补肾；也有人认为，补肾不如补脾。现在来看，究竟是该补脾或是该补肾，或是该脾肾双补，恐怕还要我们认真研究一下。在这里，脉诊毫无疑问地提供了疾病的病机，而补脾和补肾之说就成了经验之谈。在《中医内科学》第5版教材的"郁证"这个章节里，谈到阴虚火旺病机的治疗时，给出了滋水清肝饮药方，相信能对我们的治疗思路有所启发。在这里，对于尺部脉所反映的病机和治疗原则的问题，借鉴了《慎斋遗书》里面的一些观点，这些观点是符合实际的，也是行之有效的。

　　如前所述，阴阳的基本属性特点和它们之间的互根互用的依存关系是，阳主外，阴主内，阳有升浮发散的特性，阴有沉降收敛的特性，阳为阴之使，阴为阳之用。阴阳的这些基本属性特点和互根互用的依存关系，在脉理上的体现是，凡是具有升浮特征的脉象就有阳的属性，就是阳脉。如果从五脏在人体内所属的位置来看，心肺位于上焦，相对于下焦肝肾来说，由于心肺居于上焦而具有阳的属性，依据"上竟上，下竟下"的原则，我们也可以从理论上认为：凡具有浮的特征的脉象不仅能表明其阳的多少，从五脏主病的理论来看，往往也能反映心肺的一些问题。《难经·五难》指出："初持脉，如三菽之重，与皮毛相得者，肺部也，如六菽之重，与血脉相得者，心部也。"就表明了浮取时所候到的脉象，既有可能反映心的生理功能和病理变化也有可能反映肺的生理功能和病理变化，只不过浮取有力说明是"心肺有余"，有余者泻之；浮取无力说明是"心肺不足"，不足者补之。而对于浮取时所候到的脉象中，区别其病位是在心或是在肺这个问题的时候，要依据心肺不同的脉形表现来认定。《难经》认为："浮而大散者心也，浮而短涩者肺也。"由此可见，心脉具有"浮大而散"的特征表现，肺脉具有"浮而短涩"的特征表现。也就是说，当我们遇到脉浮时，要区分病位是在心还是在肺，只要分别考察脉浮时的脉形表现就可以了（关于心脉和肺脉脉形表现上的具体问题，我们会在后面专门讨论）。所以，浮取时的脉象除了表明阴阳的多少之外，也有可能表明心肺的问题。由于肺主皮毛，而皮毛属于人体最外围的组织结构，具有防御的功能，风、寒、暑、湿、燥、火等外邪伤人，首先伤及人的肌表皮毛，而肺主皮毛，所以这个时候的脉象往往具有浮的特征，这就是为什么《难经》说"初持脉，如三菽之重，与皮毛相得者，肺部也，如六菽之重，与血脉相得者，心部也"而不是说"初持脉，如三菽之重，与血脉相得者，心部也，如六菽之重，与皮毛相得者"的缘故。

当然，我们也可以这样认为：由于肺如华盖，位居于心之上，所以《难经》才有这样的表述。六邪外感伤人先伤及人体肌表皮毛的情况很多，比如《伤寒论·辨太阳病脉证并治》云："太阳之为病，脉浮，头项强痛而恶寒。"我们知道，太阳经为人身之藩篱，主一身之大表，风寒邪气伤人首先伤及人的肌表皮毛，而人的肌表皮毛由卫气所护卫，由于肺主皮毛，所以寸口脉就有了浮的特征表现（这里要说明的是，六经辨证和五脏辨证，包括气血营卫的辨证以及三焦的辨证等，它们并不矛盾，而是从不同的角度来探讨和阐释人体的生理和病理情况，从而提出相应认识问题的方法和治疗手

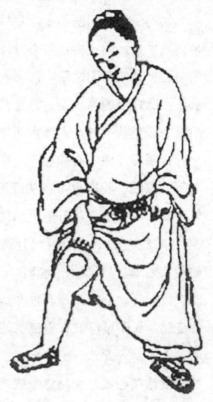

段），也就是说，一个人如果有外感的话，往往会表现出"脉浮"的情况，在这里，我们可以把《伤寒论》里面"脉浮"这种提法称作"出现了浮脉的表现"（《脉经》认为，浮脉具有"举之有余，按之不足"的脉象特点）。换言之，如果是因为内伤问题而寸口脉表现出有浮的情况，我们就只能认定它仅仅是具有浮的特性、脉位较浅而已。而这种具有浮的特性，脉位较浅的脉象表现，显然与一个人患外感表证时，我们通常所认为的浮脉的脉象，有着不同的含义。

　　与"心肺俱浮"相对应的就是"肝肾俱沉""而脾脉居其中"。由此我们也可以发现：对于寸口脉寸、关、尺三部从总体上同时分别进行浮、中、沉的候取，也能够表明病位的所在及其相应的阴阳五行属性，从而为治疗原则的确立提供方便，这一点常常被人们所忽视。而《脉经》及其以后的脉学著作往往更注重强调从寸口的寸、关、尺三部脉分别候取的角度来理解脉诊在诊疗疾病时的意义。在临床的过程中，如果我们能够把寸口的寸、关、尺三部脉分别候取的诊脉方法和采用总按法诊脉时，从浮、中、沉分别候取的诊脉方法综合起来考察并加以灵活运用，互相验证，我们就会对疾病病机的认识更准确一些。换句话说，当我们依据寸口的寸、关、尺三部脉分别候取的方法诊脉感到困惑时，可以参考对寸口脉三部同时候取，从浮、中、沉的角度来诊脉的方法，把二者综合起来考察，做出最后的正确判断，从而确立一个合理的治疗原则。另外，《难经·六难》指出："脉有阴盛阳虚，阳盛阴虚，何谓也？然：浮之损小，沉之实大，故曰阴盛阳虚。沉之损小，浮之实大，故曰阳盛阴虚。是阴阳虚实之意也。"这句话告诉我们：在对寸口脉分别浮取和沉取时所候到的脉象，从脉形上来看，可能会存在着一些差异并分别具有不同的意义，同时，这也告诫我们，对寸口脉的浮沉情况分别候取并加以对比，有时候也能够发现问题的所在，这也是我们诊脉的基本思路之一。

细说关部脉

关部脉的候取位置位于掌后高骨所对应的手太阴肺经经脉的部位。我们在前面讨论寸口脉的阴阳属性及其治疗原则的时候，几乎没有谈及关部脉的问题，这是由于关部脉位于寸部脉之下、尺部脉之上这个特殊的位置，它没有尺部脉和寸部脉那样显著的阴阳属性的可比性，所以我们有必要单独来讨论。

我们知道，寸部脉和尺部脉分别有着不同的阴阳属性特点并具有较强的可比性：寸部脉属阳，有浮的特点，尺部脉属阴，有沉的特点。而左右两手的关部脉恰好位于寸部脉之下、尺部脉之上这个位置，依据《脉经》和《黄帝八十一难经纂图句解》"阳气生于尺而动于寸""阴气生于寸而动于尺"的理论观点，这就决定了，关部脉是尺部脉和寸部脉阴阳过渡的场所。既然关部脉是阴阳过渡的场所，从尺寸应有的阴阳属性特点来看，两手的关部脉既不会有显著的阳的属性特点，也不会有显著的阴的属性特点，而是介于阴和阳之间，具有中性的特点。关部脉这种中性的属性特点在寸口脉象上的表现是，它既不会像寸部脉那样浮，也不会像尺部脉那样沉（当然，这样认识问题的方法是建立在一个标准的、关于寸口的寸、关、尺三部脉阴阳属性模型基础之上的，对关部脉的认识），从浮沉的角度来看，左右两手关部脉的浮沉程度应介于寸部脉和尺部脉之间，即相对于尺部脉和寸部脉来说，

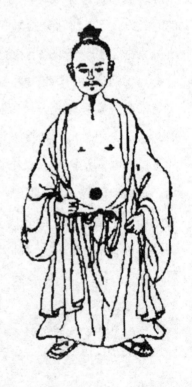

关部脉应当是不浮不沉的，这就是关部脉的阴阳属性特点在寸口脉象上的表现。我们在前面谈论了很多寸部脉和尺部脉的阴阳属性问题，而关部脉恰恰就成了阴阳交换的枢纽。这就表明：我们在思考关部脉的时候，我们应该认真思考这种阴阳交替的问题，关部脉的表现有怎样的特别情况，而对于这种阴阳交替问题的思考，有助于我们深刻理解关部脉的生理、病理意义。

右手关部脉位于正对右手掌后高骨所对应的手太阴肺经经脉的位置，是候取脾胃气血阴阳的地方。我们在前面已经讨论过"脉浮为阳，脉沉为阴"的问题，尽管我们认为关部脉具有中性的特征，而就脾胃来说，脾在脏属阴，胃在腑属阳。所以，就右手关部脉而言，我们仍然可以依据阴阳一分为二的理论观点，从浮沉的角度来对它做出进一步的阴阳属性上的划分。依据"脉浮为阳，脉沉为阴"的理论原则，如果我们对右手的关部脉轻取时，就可以用来候取胃的气血阴阳；如果我们对右手的关部脉沉取时，就可以用来候取脾的气血阴阳。这种通过对右手关部脉的浮沉情况分别加以候取，从而获取其相应的阴阳属性的方法，能让我们更深刻地理解中医理论的阴阳中再分阴阳的含义。也就是说，从寸口的寸、关、尺三部脉阴阳属性划分来看，右关部脉具有中性的、不浮不沉脉象表现，而对于这种具有中性特征的关部脉，我们仍然可以依据阴阳一分为二、阴阳中再分阴阳的理论观点，从浮沉的角度对其进一步做出阴阳属性的划分，这种阴阳中可以再分阴阳的理论观点，对中医的脉学理论具有重要的指导作用和现实意义。

就脾胃的生理功能来看，脾属阴而具有升清（升发阳气）的功能，胃属阳而具有降浊（使气机下降）的功能，脾胃的这种升清降浊的功能，能够使右尺部命门之火通过脾胃的枢纽作用使肾中阳气上行于寸而致寸部脉上浮；右寸为肺所主，肺属金而能生水，肺金所生之水可以通过脾胃这种阴阳升降的枢纽作用，使之下达于尺部而致尺部脉下沉。《黄帝内经》

认为：脾为"阴中之至阴"。脾在脏属阴这是众所周知的，所谓"至阴"就是从阳到阴的意思，是阴阳过渡的地方。由此可见，右手的关部脉对于尺寸脉的阴阳来说，起着承上启下的作用，这种承上启下作用与脾胃的气机升降作用是密不可分的。由关部脉中性的阴阳属性特点，我们知道，在通常情况下，相对寸部脉浮和尺部脉沉而言，关部脉应是不浮不沉的，并具有和缓的特点。如果我们从"脉浮为阳，脉沉为阴"这个角度来看，胃在腑属阳，阳有升浮的特性。所以，如果我们对右手关部脉轻取时，就可以用来候取胃的气血阴阳情况，如果右手关部脉表现出浮而有力的脉象，由于脉浮属阳，胃在腑属阳，有力为实，这往往是说明：胃中有郁热实邪。"有余者泄之"，这个时候，直接清泄胃中郁热邪气或者通过消食异滞来清泄胃中郁热邪气，就是必要的治疗手段；如果右手关部脉表现出浮而无力的脉象，由于脉浮属阳，胃在腑属阳，无力为虚，这往往是说明：由于胃阴不足而致胃中阳气相对有余。我们知道，阴有收敛沉降的作用，

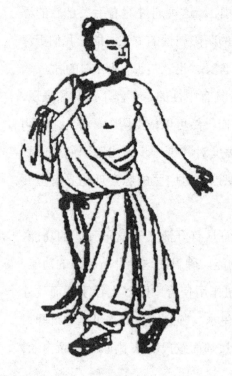

如果胃阴不足，不能有效地收敛胃中阳气，胃中阳气就会趁机浮越。所以，右关部脉就表现出浮而无力的脉象。"虚者补之"，这个时候，宜用滋阴养胃的方法来治疗，通过济胃阴使阳气下沉，就能够使胃中的阴阳重新达到一个相对的平衡。同理，脉沉属阴，脾在藏属阴，阴主沉降，所以，对右手关部脉沉取时，我们就可以用来候取脾的气血阴阳情况，如果右手关部脉表现出沉而有力的脉象，由于脉沉属阴，脾在藏属阴，有力为实，这往往是说明脾中有实邪阻滞。"有余者泄

之"，这个时候，使用推陈导滞的治疗方法往往能使脾气畅通，从而恢复脾正常的运化功能，就是必要的治疗手段；如果右手关部脉表现出沉而无力或者无力而细的脉象，由于脉沉属阴，脾在脏属阴，无力为虚，这往往说明：由于脾虚无力运化或脾虚无力运化致气机不畅（气滞）。脉搏动无力表明虚，右关脉沉而无力，一般情况下表明脾虚，"虚者补之"，总宜益气健脾为治疗的原则。如果右手关部脉表现为沉而无力且细，往往说明脾虚气滞。我们已经知道，右关部脉沉而无力说明气虚，那么沉而无力且细为什么说明脾虚气滞呢？尽管我们通常认为脉细说明阴（血）不足，但对于脾来讲，虽然脾藏血而主运化，而脾位于中焦，毕竟是阴阳升降的通道，血液的运行依靠气"推波助澜"。所以，当右关部脉表现为沉而无力且细时，说明脾的气血运行受到了阻碍，这种情况往往表明，有因气虚推动无力而致气机运行不畅的因素，此时，宜益气健脾并稍佐辛散之品，无疑是较恰当的治疗措施。《张氏医通》指出："下手脉沉，便知是气。其或沉滑。气兼痰饮。沉极则伏。涩弱难治。皆由大气郁滞不舒。总不离乎辛温散结也。"这里的"沉弱少力则宜温养""总不离乎辛温散结也"。就是对这种临床经验的很好总结。

左手关部脉位于左手掌后高骨正对的手太阴肺经经脉的位置，是候取肝胆气血阴阳的地方。基于前面的讨论，我们已经知道，关部脉是尺寸阴阳升降和交换的枢纽。所以，左手关部脉在生理和病理的表现上，也往往与肝和胆的生理功能和病理情况有着密不可分的联系。从阴阳的角度来看，肝在脏属阴，胆在腑属阳；从五行的角度看，肝和胆在五行都属木，都有木的属性特点。依据五行的生克关系，就左手三部脉而言，左尺部脉候肾水，左尺部肾水之阴生左关部肝胆之木，而左关部肝胆之木生左寸部心火之阳，所以，左手寸口的寸、关、尺三部脉也同样存在五行上的相生关系。基于阴阳可以一分为二的理论观点，肝在脏属阴，胆在腑属阳，也基于《难经·四难》所说的"浮者阳也，沉者阴也"这种理论认识，我们可以对左手的关部脉做出这样一个理论的区分：如果我们对左手的关部脉轻取，就可以候取胆的气血阴阳；而对左手关部脉沉取，就可以候取肝的气血阴阳。无论是肝或胆，都具有木的五行属性特征，而木的五行属性特征在脉象表现上，又具有弦的特点，正如《脉经·卷三·肝胆部第一》所说："肝象木（肝于五行象木），与胆合为腑（胆为清净之腑），其经足厥阴（厥阴肝脉），与足少阳为表里（少阳，胆脉也，脏阴腑阳，故为表里），其脉弦"等。所以，我们临证时所候到的肝胆的脉象，就具有弦的特点。弦脉在指下跳动的特点是："端直而长，如按琴弦。"生理性的弦脉有以下几个基本特征：①脉体较长；②脉体平直，就像一个平直的线段；③具有（胃气）柔和的特征。如前所述，由于关部脉具有中性的阴阳属性特点。所以，对于一个健康的人来说，从脉位上来看，相对于尺部脉沉和寸部脉浮而言，在候取左手的关部脉时，也应当是不浮不沉的。如果当我们在候取左手关部脉时，发现它出现了弦浮的脉象表现，无论它是否具有和缓（胃气）的脉象特点，这都往往说明是我们候到的是胆脉。这个时候，要区分胆的脉象表现所代表的究竟是胆在生理状态下的脉象还是病理状况下的脉象，唯一要查看的，就是它在指下跳动的力度。假如轻取左手关部脉，发现它有弦而柔和的表现，这就说明胆经的胃气充足，我们候到了常态下胆脉。如果左手关部脉在指下的跳动表现出弦浮有力，缺乏和缓的特性，说明什么问题呢？我们知道，脉"有力为实"，如果左手关部脉表现出弦浮有力的脉象，说明是胆实，是实证，说明邪气有余。所以，当左手关部脉表现出弦浮而有力的脉象时，它往往表明胆经有余，说明邪气在鼓动胆或胆经的气血；如果左手关部脉在指下的跳动表现为弦浮无力，由于"无力为虚"，说明是虚证，它表明胆或胆经的气血不足。同理，假如我们所候到的左手关部脉表现为弦沉，这就说明我们候取到了肝脉。这个时候，要区分我们所候取到的肝脉究竟是生理状态下或是病理状态下的脉象表现，也要查看在沉取时它在指下跳动的力度。"有力为实，无力为虚"。假如沉取左手关部脉时，它在指下的跳动表现出弦而有力，缺乏和缓的特性，这就往往说明的是肝经有余，说明邪气在鼓动肝或肝经的气血；假如左手关部脉在指下的跳动表现为沉弦无力，由于"无力为虚"，这就表明是虚证，它表明肝或肝经的气血不足。当然，在个别情况下，右手关部脉表现出沉弦且跳动无力，而患者并没有"虚"的临床症状表现，这往往表明是肝气郁滞，这种肝气郁滞也往往说明是无形之邪比如情志不畅所造成的。

　　从五行的属性在关部脉上的相互作用关系来看，左手关部脉属木，右手关部脉属土，而木能克土。所以，就关部脉而言，左关部肝木和右关部脾土自身力量的对比变化往往影响一些疾病性质的变化和转归，如《金匮要略》所指出的那样："见肝之病，知肝传脾，当先实脾；四季脾旺不受邪，即勿补之。"就很好地说明了肝木和脾土之间的关系。如果左手的关部脉表现出弦而柔和，无论它是浮或沉，表明肝或胆是健康的，肝胆自身没有问题，也不会对他脏造成影响或伤害。如果左手关部脉弦却没有柔和的特性，表明是肝或胆本经自病。如果左手关部脉有弦的特点，右手关部脉也同样有弦的特点，失去了和缓之性，这种情况，古人称之为"双弦"，患者就会出现饮食难下等消化系统的问题，这是由于肝木克制脾土而致脾土衰败的缘故。由肝木克制脾土引起的病理变化，我们通常称之为"肝脾不和"或"肝胃不和"。事实上，在临床的过程中，我们往往也会遇到"胆胃郁热"的情况，这种情况地出现在寸口脉的表现有：左手的关部脉弦浮有力、右手的关部脉浮滑的特点，临床症状，通常表现为呕吐，饮食不下等。当然，呕吐、

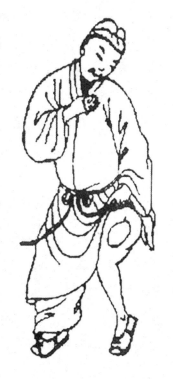

饮食不下也可能是由胃气自身不降引起的，其在脉象上的表现是：右手的关部脉有滑或滑数的脉象表现，而左手的关部脉并没有明显的特异脉象表现。在临床上，一些病程较长的胃病患者就诊时，往往会出现这样一种脉象表现：即右手的关部脉弦且脉体较大，而左手的关部脉却相对地表现出细弱无力的特点。这是怎么回事呢？我们知道，右手的关部脉是候取脾胃的地方，脾胃属土，弦是肝脉。所以，当右手的关部脉出现了弦的脉象且脉体较大时，这往往表明是肝木在克制脾土，那么，既然肝木旺能克制脾土，为什么在这个时候左手的关部脉反而会表现出细弱或细而跳动无力呢？我们知道，右手的关部脉表现出细弱无力，表明本经气血不足，这是由于肝木旺而克制脾土，而脾土久受肝木的克伐，运化不及，不能化生气血（脾胃为后天之本，气血生化之源），从而致气血生化乏源，久而久之，就出现这样的脉象特点。所以，当右手的关部脉表现出弦且脉体较大，而左手的关部脉同时表现出细弱或细而跳动无力时，表明这是由于肝木持久克制脾土，气血生化乏源，肝木不能及时地得到气血的有效补养，往往说明它是痼疾，难以治愈。

谈到这里，也许有人会提出这样一个问题：既然左手的关部是候取肝胆气血阴阳的部位，右手的关部是候取脾胃气血阴阳的部位，那么，当我们诊左手关部脉的时候，一定是候到了肝胆的脉象吗？当我们诊右手关部脉的时候，一定是候到了脾胃的脉象吗？答案显然不完全正确。比如说：左关部是候取肝胆的部位，而肝胆在脉象上的表现，又具有弦的特点。所以，当我们在左关部候到弦脉时，才说明是候到了肝胆的脉象，假如我们诊左关时，所候取到的不是弦脉，而是有洪（浮而大散）的特点的脉象，而洪（浮而大散）是心脉的特征表现，此时我们在左关部所候到的脉象就是心脉的脉象。从五行生克的角度看，由于肝木能生心火，当左关部表现出洪（浮而大散）的脉象时，说明心火反侮肝木。再比如，我们诊左关部脉，所候到的是"沉濡而滑"的脉象，而"沉濡而滑"是肾脉的特征表现，说明我们在左关候到了肾脉，是肾水反侮肝木等，其余的情况可以此类推。这就是说，虽然左关部是候取肝胆的位置，而左关部的脉象不一定就是肝胆（弦）的脉象。在这个章节的前面我们曾谈到了"双弦"的问题，左关部和右关部都可能会出现弦（肝胆）的脉象，说明弦（肝胆）脉不仅仅可能会出现在左关部，也可能会出现在右关部。由此推之，弦（肝胆）脉也有可能会出现在两寸口手寸、关、尺六部脉中的任何一部或两部，或者两手寸口的寸、关、尺六部脉都有可能会同时出现弦（肝胆）脉。同理，五脏中的其余四脏，其脉象在寸口的表现都有可能出现类似的情况。当出现诸如此类的问题时，我们可以依据五行生克理论，来解释这些脉象所说明的病机，从而为治疗原则的确立和疾病的转归做出一个明确的判断和预测。

中篇 脉象篇

第七讲　解读脉象

从不同的角度解读脉象我们会获得不同的认知，这就要求我们诊脉时要学会具体问题具体分析，从而获取有价值的脉学信息并做到四诊合参。

在《黄帝内经》那个年代，人们通常采用的是三部九候的遍诊法。由于遍诊法的诊脉方法过于烦琐，临床应用很不方便，所以，到了《难经》时期，就明确提出了独取寸口的寸口诊脉法，如《难经·一难》所云："十二经皆有动脉，独取寸口，以决五脏六腑死生吉凶之法。"《难经》认为，诊脉可以独取寸口的原因是："寸口者，脉之大会，手太阴之脉动也""五脏六腑之所终始，故法取于寸口也"。寸口是"脉之大会"的地方，从理论的角度来看，无论一个人健康与否，无论患者患有什么样的疾病，十二经的气血盛衰都可能会在寸口脉上有所反映，而从临床来看，寸口诊脉法对病机的辨别又具有较高的准确率，操作起来简便易行，从此以后，人们就逐渐告别了《黄帝内经》时代的"遍诊法"，代之以寸口诊脉法。尽管用寸口诊脉法诊病时，操作上简便了，但随之就衍生了另外一个问题：如果要想让寸口诊脉法和《黄帝内经》时代所采用的三部九候的遍诊法起到同样的诊断作用，这就要求人们在用寸口诊脉法来应对千变万化的生理、病理情况时，要像遍诊法那样也能够进行"三部九候"。也就是说，人们即便是使用了简便的寸口诊脉法，仍需要这种诊脉方法能够像《黄帝内经》中遍诊法那样可以进行"三部九候"，这样才符合古人天人相应的哲学思想，才能尽可能地获取较全面的信息，如果人们对寸口脉进行"三部九候"，寸口诊脉法就具有了和遍诊法相同的"功效"。事实上，当人们解读寸口脉的脉象时，往往会因为站的角度不同，对寸口脉的脉象也会相应地做出不同的解释，这有点像盲人摸象，当盲人摸到大象的耳朵时，就会认为大象就像一把扇子，当盲人摸到大象的尾巴时，就会认为大象就像一条绳子一样。而要想避免出现这种尴尬局面，准确地把握临床诊脉过程中，脉象所反映的具体问题，这就要求我们，既要学会从不同的角度来解读它，又要学会综合分析，从整体的角度来认识它，把握它，从而获取有价值的脉学信息，也只有这样，才能深刻理解脉象所反映的临床过程中的某些具体问题。我们注意到，《难经》在阐述"独取寸口"的脉诊理论时，根据人体不同的生理和病理，从不同的角度来解读和把握寸口脉的脉象，并以此来认识脉诊在临床诊断中的作用和意义。比如，对于尺寸脉的划分，《难经·二难》云："脉有尺寸，何谓也？然：尺寸者，脉之大要会也，从关至尺，是尺内，阴之所治也；从关至鱼际，是寸口内，阳之所治也。"在这里，《难经》明确地指出：关以下属尺部，尺部脉属阴，关以上属寸部，寸部脉属阳，这是《难经》在对寸口脉进行寸、关、尺三部部位的划分时，从尺寸这个角度来认识和解读其相应的阴阳属性；又比如，《难经·五难》云："脉有轻重，何谓也？然：初持脉，如三菽之重，与皮毛相得者，肺部也，如六菽之重，与血脉相得者，心部也，如九菽之重，与肌肉相得者，脾部也。如十二菽之重，与筋平者，肝部也。按之至骨，举指来疾者，肾部也，故曰轻重也。"在这里，《难经》通过诊脉时所用的不同指力，这样一种候取的方法来确立寸口脉五脏主病的问题，这是从浮、中、沉的角度来认识和解读寸口脉脉象的一种方法。《难经·六难》云："脉有阴盛阳虚，阳盛阴虚，

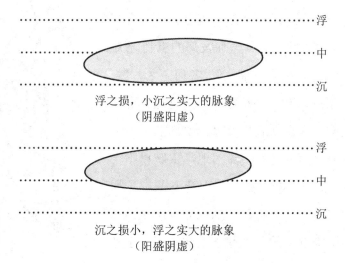

浮之损，小沉之实大的脉象
（阴盛阳虚）

沉之损小，浮之实大的脉象
（阳盛阴虚）

何谓也？然：浮之损小，沉之实大，故曰阴盛阳虚；沉之损小，浮之实大，故曰阳盛阴虚。是阴阳虚实之意。"

　　脉浮属阳，浮取时脉损小，说明阳不足，浮取时脉实大，说明阳有余，脉沉属阴，沉取时脉损小，说明阴不足，沉取时脉实大，说明阴有余，这是《难经》从浮沉分阴阳来解读寸口脉虚实性质的一种方法。《难经·九难》云："何以别知脏腑之病耶？然：数者腑也，迟者脏也。数则为热，迟则为寒。诸阳为热，诸阴为寒。故以别知脏腑之病也。"阳证说明有热，阴证说明有寒，从寸口脉的迟数来看，数脉属阳，说明有热，迟脉属阴，说明有寒，从脏腑所属的阴阳属性来看，六腑属阳，五脏属阴，如果寸口出现了数脉，数脉属阳，腑为阳，说明病在腑，如果寸口出现了迟脉，迟脉属阴，脏为阴，说明病在脏，这是《难经》从脉的迟数来区分病位是在腑或是在脏来解读寸口脉脉象的一种方法。《难经·二十二难》云："经言脉有是动，有所生病。一脉变为二病者，何也？然：经言是动者，气也；所生病者，血也。邪在气，气为是动；邪在血，血为所生病，气主煦之。血主濡之。气留而不行者，为气先病也；血壅而不濡者。为血后病也。故先为是动，后所生也。"气为血之帅，血为气之母，气行则血行，气滞则血瘀，这是《难经》从气血相互关系的角度来解读人体气血发病的机制。《难经·十八难》云："脉有三部九候，各何主之？然：三部者，寸关尺也。九候者，浮中沉也。上部法天，主胸以上至头之有疾也；中部法人，主膈以下至脐之有疾也；下部法地，主脐以下至足之有疾也。"依据上竟上，下竟下的理论原则，从寸口的寸、关、尺三部脉分别所主的角度来看，胸膈以上的部位属于上焦，可候于寸

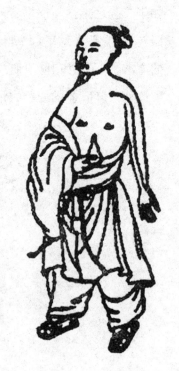

部，膈以下到脐的部位属于中焦，可候于关部，脐以下的部位属于下焦，可候于尺部，这是《难经》从人体上、中、下三焦划分的角度来解读寸口脉脉象的方法。

根据人体不同的生理、病理条件，从不同的角度来认识和解读寸口脉脉象的思维方法，也说明了中医在应用脉诊理论来应对人类纷繁复杂的疾病时，寸口脉必须具备以不变应万变的功能，而这种以不变应万变的功能恰恰说明：我们诊寸口脉时，所诊到的是疾病的病机而不是临床中所见到的某一种病证或症状。当然，人们也许有理由认为：依据诊脉时所诊察到的病机，就可以类推出相应的某些症候群或者预测某种疾病发生的可能性，但是有时候这些类推出来的结果可能与现实中的某一些情况大相径庭。举个例子说，当寸口脉出现了沉细的脉象表现时，你能据此推测出一个人究竟是患了鼻衄呢？或是患了腹泻呢？或是患了其他的疾病呢？

从中医理论看人体疾病的发生和发展，无非是脏腑气血阴阳的失调和邪正盛衰斗争的结果。我们在前面已经强调过，本书所讨论的脉诊原理，其核心是建立在以五脏阴阳为基础的理论之上的，如果我们这样思考脉学理论的同时，能够再从气血阴阳的理论角度出发，把气血阴阳主病的理论以及邪正对立的因素考虑在内的话，就将对寸口脉脉象，形成较为完整的认识。也就是说，如果我们要想对寸口脉的脉象做一个总体的把握，除了我们最关注的五脏阴阳主病理论在脉诊中的具体应用之外，还要考虑气血阴阳理论及邪正盛衰等理论在脉诊中的实际应用问题。《备急千金要方》云："凡脉浮、大、数、动、长、滑、阳也；沉、涩、弦、弱、短、微、阴也。"就是从气血阴阳和邪正盛衰的理论角度，把寸口脉的脉象总体概括地分为阴和阳两大类，这种看似简单的分类方法，却能够起到提纲挈领的作用，让人们一接触到寸口脉，就能够初步体会到它的阴阳属性特点，为我们学习并掌握脉诊打开了一扇窗户。在中医辨证理论体系当中，尽管以五脏为中心的辨证观有着核心的地位，不过有时候，人们为了认识问题的需要，往往也会从其他的角度来辨证，如卫气营血辨证、三焦辨证等。温病学理论当中的卫气营血辨证理论，就是对外感热病通过卫分、气分、营分、血分这四类不同的证候进行辨证，从而来认识和把握疾病的变化和传变规律；而温病学理论当中的三焦辨证理论，则是从上、中、下三焦来认识和把握疾病的进程的。同样是温病，人们可以运用不同的辨证理论，从不同的角度来认识它。对于脉诊而言，在临床具体运用时，也需要我们结合临床的实际情况，具体问题具体分析并加以灵活地运用。这就像温病学对于不同的外感热病通常会采用不同的辨证方法一样，我们对脉象做出不同的解读，也仅仅是为了认识问题的需要，当然，这并不表明我们就此否认了以五脏阴阳为中心的认识观在脉学理论中的重要地位和作用，从不同的理论角度来解读脉象形成的原理，往往有着异曲同工之妙。举一个简单的例子，比如说浮脉，《伤寒论》提出"太阳之为病，脉浮"，说的是一个人感受风寒邪气，病在太阳经时，寸口脉相应地就会表

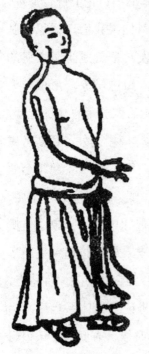

现出浮的脉象，这是由于风寒邪气侵袭了太阳经，太阳经经气奋起抵抗，才出现这样的脉象，读过《伤寒论》的人很容易理解这种情况。我们以前也谈到过肺主皮毛，肺脉浮的问题，而温病学的三焦辨证理论则认为："温邪上受，首先犯肺。"人体在感受外感热病的初期，也会出现脉浮的情况，并且认为出现脉浮的原因，是由于外感温热邪气伤及人的肺卫，人的肺卫奋起抵抗。伤寒和温病这两类不同性质的外感疾病，在发病的初期都可能出现浮脉，而对浮脉形成的原理却有着不同的解释，其意义是：我们对同一种脉象形成的原理可以运用不同的理论从不同的角度来解读，而其病机却有一致的一面。就浮脉而言，无论是风寒

邪气或者是温热（风热）邪气，当这些外感致病邪气伤及机体时，总是首先伤及人体的肌表皮毛，寸口就出现了浮的脉象。太阳为一身之藩篱，主一身之大表；而肺主皮毛，皮毛由卫气所护卫，二者虽然表述不同却没有理论上的对立，而是它们各自从不同的理论角度出发，对类似问题（病在肌表皮毛）的不同认识方法。再比如，脉浮为阳，心肺之脉浮属阳，虽然都有阳的属性，它们对脉浮这种具有阳的属性的脉象认识的角度却不一样，前者是从脉的阴阳属性来认识的，后者是从五脏分阴阳的角度来认识的，脉沉为阴，肝肾之脉沉属阴，也是同样的道理，从阴阳的属性来看，脉沉属阴，从五脏分阴阳角度来看，肝肾位于下焦属阴。所以，对一种脉象的理解，究竟应该从阴阳的角度来思考或者是进一步从五行的角度来思考，或者是从其他（比如说气血）角度来思考，这就需要对具体问题进行具体分析。由于我们对不同的疾病辨证时，往往会采取五脏辨证，六经辨证，三焦辨证和卫气营血辨证等不同辨证方法。所以，对寸口脉的脉象往往会有不同的解读。我们要强调的是，尽管对脉象可以从不同的角度来解读，而其所反映疾病的病机都应当是一致的，这正是我们对脉象从不同的角度解读，进而获取我们认为有价值的脉学信息的渠道。

由《难经》对寸口脉尺寸的划分和浮、中、沉分别的候取方法，我们已经认识到，寸口脉具有一些固有的阴阳五行属性，而人体在不同的生理、病理情况下，其气血阴阳的变化也会相应地在寸口脉上反映出来，如果要用寸口脉的脉象变化来应对各种纷繁复杂的疾病，就要求我们对寸口脉所固有的阴阳五行属性及其所反映的气血阴阳变化在脉象上的表现，有一个基本的评判标准，并以此评判标准作为我们衡量一个人的身体状况和疾病在发生、发展过程中的基础指标，这就是本书试图建立一个脉学"标准模型"的目的所在。

第八讲　五脏脉象

寸口是"脉之大会"的地方，五脏气血阴阳盛衰的变化会反映到寸口的脉象上，当我们了解了五脏脉象在寸口脉的表现之后，会对寸口脉的脉象形成一种概念性的认识，从而来指导脉诊的临床实践活动。

《难经》认为：寸口是"脉之大会""五脏六腑之所终始"的地方。所以，五脏六腑气血阴阳的盛衰情况可以在寸口的脉象上反映出来，同时我们也认为，以五脏为中心的辨证观是中医学辨证理论的核心内容。那么，人体的心、肺、脾、肝、肾五脏的气血阴阳盛衰情况，反映到寸口的脉象上，又分别具有什么样的脉象特点呢？

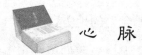

心 脉

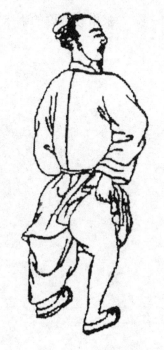

《脉经》指出："心象火""其脉洪（洪，心脉之大形也）""王夏三月"。心在五行中属火，"火曰炎上"，心在寸口脉象上的表现，具有"洪"的特征，由于心火在一年四季当中的夏季最旺。所以，在夏季这三个月里，这种"洪"的特征表现最为显著。那么，心脉"洪"的脉象特征我们该如何理解呢？在寸口脉的表现上究竟该是什么样子的呢？由于心火在夏季的三个月里最旺，《素问·平人气象论》认为："夏胃微钩"由此可知，《脉经》所谈到的"洪"，就是《黄帝内经》里面所说的"钩"。那么，这个"钩"，我们又该如何理解呢？《脉经》云："岐伯曰：夏脉心也，南方火也，万物之所盛也。故其气来盛去衰，故曰钩。"由此可知：心脉所谓"洪""钩"的脉象特征，是指心脉在指下跳动时，具有"来盛去衰"的特点。即心脉在寸口显现时，它会表现为：来的时候"盛大"，去的时候"衰减"这样的脉象特点。《素问·平人气象论》云："平人之常气秉于胃，胃者，平人之常气。"人以胃气为本，脉亦以胃气为本。所以，心脉这种"来盛去衰"的脉象特点，还必须具有和缓柔和的特征，即胃气的表现。既然是"（夏胃）微钩"，说明心脉的表现并不会像真正的洪脉那样来盛去衰而脉体盛大，只不过是具有来盛去衰的脉形特点罢了。由此来看，心脉尽管有洪的特征，它和我们通常所说的洪脉还是有区别的，这就是：心脉具有洪脉（来盛去衰）的脉形而不具有洪脉的脉势。现在，我们可以给出正常的心脉在寸口显现时，其基本的形态表现：①《难经》认为："心肺俱浮。"所以，心脉具有浮的特点。②从脉形上来看，心脉具有来盛去衰的脉象表现。③"夏以胃气为本"。所以，心脉在寸口的跳动是和缓、柔和的。

通常情况下，心脉反映于寸口有两种表现的形式。一种表现形式是：从寸口的寸、关、尺三部脉划分看，左寸部候心。所以，我们可以在左寸部候取到心脉；另一种表现形式是：对两手的寸口脉采用三部总按的诊脉方法，如果我们轻取时就能体会到它在指下的跳动，并且这种跳动具有来盛去衰、柔和、不弹手的特点，这也说明是我们候取到了正常的心脉。同时这也表明：心脉的候取部位不一定拘泥于左寸，其余的肺脉、肝脉、肾脉和脾脉的候取情况与此相类似，正如《三指禅》所说的那样："假如春脉弦，其有肝脉弦而余脉不弦之理？弦则俱弦不过言春乃肝气主事，非为独候之左关。但得浮洪，即属心火，不必定据左寸。但得短涩，即属肺金，不必定据右寸；但得沉细，即属肾水，不必定据左尺；但得和缓，即属脾土，不必定据右关。五脏之脉分，五脏之部不分业也。"

现在，我们初步了解了生理状态下的心脉在寸口显现时的基本形态。如果是在病理状态下，心脉又会有怎样的不同表现呢？又能说明哪些问题呢？《素问·平人气象论》指出："夏胃微钩曰平，钩多胃少曰心病。"这就是说，正常情况下的心脉应当是胃气充足的，从脉象的跳动来看也应当是和缓的，且稍微带有来盛去衰的特点，如果心脉来盛去衰的特点表现得较为显著而脉搏的跳动又变得不那么和缓了，这说明是心出现了问题。所以，心在病理状态下，反映到心脉的脉象上，就会相对地表现出"钩多胃少"的特点。那么，这种"钩多胃少"的特点，具体来说又有哪些表现形式呢？反过来说，这些不同的表现形式又是如何来说明"钩多胃少"这种情况的呢？《难经·十五难》云："其气来实强，是谓太过，病在外，气来虚微，是谓不及，病在内。"也就是说，心脉在病理的表现上存在"太过"和"不及"两种情况，即心脉"太过"时会表现出"气来实强"的脉象特点，心脉"不及"时会表现出"气来虚微"的脉象特点。所谓"气来实强"，是指心脉在受到邪气干扰时，就会呈现"有余"的脉象，这种"有余"的心脉在指下跳动时，会有一种逼手的感觉；所谓"气来虚微"，是指心脉的正气不足时，所呈现出来的脉象特点。当我们用力按压心脉至筋骨时，几乎不能够感觉到它在指下的跳动，这说明心脉有虚的特点。无论是"气来实强"或是"气来虚微"，它们都有共同的脉象特征，即都有"来盛去衰"的脉形特点和胃气不足或缺乏胃气的脉象表现。《素问·玉机真脏论》举例说明了心脉在病理状态下的一些临床表现，如"太过则令人身热而肤痛，为浸淫；不及则令人烦心，上见咳唾，下为气泄"等，这些论述可资理论参考。

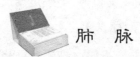

肺　脉

《难经》认为："心肺俱浮"，说明肺脉和心脉一样都具有浮的特性。而区分肺脉和心脉的方法，《难经》认为是："浮而大散者，心也，浮而短涩者，肺也。"由《难经》对心肺之脉形状的描述并对它们加以比较，显而易见的是，肺脉的脉体不可能像心脉的脉体那样"洪盛"，存在这种差别的原因，《难经本义》认为这是由于"心为阳中之阳""肺为阳中之阴"的缘故。至于心肺之间为什么会存在这种阴阳属性的差别，《素问·金匮真言论》认为："背为阳，阳中之阳，心也；背为阳，阳中之阴，肺也。"站在五脏阴阳的角度来看，既然"肺为阳中之阴""心为阳中之阳"，这就决定了肺中的阳气显然没有心中的阳气多。因此，肺脉在寸口显现时，才会出现"浮而短涩"的脉象特点。那么，从临床的角度看，肺脉这种"浮而短涩"的脉象，究竟该是什么样子的呢？我们该如何体会它在指下显现时的脉形特征呢？《脉经》指出："肺象金""其脉浮（浮，肺脉之大形也）""其王秋三月""其脉为微浮毛""此时阳气则迟，脉为虚微如毛也"。我们知道，夏天是一年四季当中阳气盛极的时候。所以，在夏天这三个月里，寸口脉就会表现出"洪盛"的脉象。秋属金，"金曰从革"，等到秋天来临的时候，阳气逐渐减退，阴气逐渐上升，气候出现肃杀之象，这时候脉搏的跳动就不会再像夏天时那样"洪盛"了，而是显现收敛的特点。由于"肺为阳中之阴"，尽管到了秋天，阳气有所收敛，但阳气的余威还在。所以，寸口脉虽然不再显现"洪盛"的脉势，却还有浮的特点存在。也就是说，肺脉不可能具有心脉那种"来盛去衰"的脉形表现，只不过是从脉位来看，肺脉具有稍浮的特征罢了。肺脉之浮"虚微如毛""毛"，就是浮的意思，"虚微"就是微虚的意思，说明肺脉有虚的一面。我们在谈到浮脉的脉象时，常常会形容浮脉的特点是："轻手即得，重按稍减""轻手即得"很容易理解，因为浮脉本身就有浮的特性，为什么会"重按稍减"呢？这是由于"微虚"，秋天的到来，产生了肃杀之气、收敛之象，阳气对血脉的鼓动作用减弱了。所以，人们对寸口脉稍微用力按压时，脉搏在跳动的幅度和力度上，都会相应地有所减弱。当然，肺脉的脉象和浮脉的脉象之间还是存在着一定差距的，我们通常所说的浮脉一般是指风、寒、暑、湿、燥、火等外感邪气侵袭人体时，人的机体就会做出的一种本能反应，这样就形成了浮脉的脉象，而肺脉除了说明这些情况外，还反映机体自身内部的一些问题。

通常情况下，肺脉反映于寸口也有两种表现形式：一种情况是由于右寸部候肺，所以我们可以在右寸部候取到肺脉；另一种情况是，对两手的寸口脉进行三部总按时，通过浮取的方式，也能候取到肺脉。

《素问·平人气象论》指出："秋胃微毛曰平，毛多胃少曰肺病。"秋天阳气逐渐减退，所以肺脉不会再像心脉那样"洪盛"了，只不过是表现为稍浮的特点而已。由于"平人之常气禀于胃"，脉以胃气为本，所以在生理状态下，肺脉除了具有稍浮的脉形外，还带有和缓的特征。而在病理状态下，肺脉相应地表现出"毛多胃少"的特点。所谓"毛多胃少"是指肺脉在寸口显现时，浮的成分多了一些，和缓的成分少了一些。从病理表现上来看，肺脉也存在"太过"和"不及"两种情况。《难经·十五难》认为："其气来实强，是谓太过，病在外；气来虚微，是谓不及，病在内。"当肺脉"太过"时，说明是肺有余，所谓有余是指邪气有余，比如说，当（风寒或者风热等）外感邪气侵袭人体的肺卫肌表时，由于邪气盛，人体的正气也充足，寸口脉就会浮而有力，这种浮而有力的脉象正是邪正对抗的结果，由于邪正对抗，肺脉就失去了和缓之性，就会表现出"毛多胃少"的特点，这说明是"病在外"；当人体的正气（肺卫之气）不足时，如果外邪趁机侵袭人体，由于人体的正气（肺卫之气）不足，抵抗力下降，肺脉就会呈现出"气来虚微"的特点。就机体本身而言，如果自身的正气不足，就不能有效地鼓动血脉，肺脉浮的力度也会相应地下降，而且很可能还会出现跳动无力的情况，脉以胃气为本，跳动无力说明胃气不足、肺气生化乏源，说明"病在内"。又《素问·玉机真脏论》认为："其气来，毛而中央坚，两旁虚，此为太过，病在外；其气来，毛而微，此为不及，病在中。"

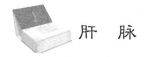

肝　脉

　　《脉经》指出："肝象木""其脉弦（弦，肝脉之大形也）""王春三月"。肝在五行中属木，"木曰曲直"，肝在寸口脉象的表现上，具有弦的特点，由于一年四季当中肝木在春季最旺，所以在春季这三个月里，弦的特征最为显著。《脉经》同时认为：春季时"万物始生，其气来软而弱，宽而虚（春少阳气，温和软弱，故万物自生也）。故脉为弦（肝气养于筋。故其脉，弦亦法木体弦也）。"这就是说，春季是少阳之气生发之时，万物舒展，生理性的弦脉就有了"软而弱，宽而虚"的特点。《素问·玉机真脏论》指出："春脉者，肝也，东方木也，万物之所始生也。故其气来，软弱轻虚而滑，端直以长故曰弦。"我们知道，肝脉的特点是弦，由《脉经》和《素问·玉机真脏论》分别描述的情况来看,肝脉在指下的跳动具有"端直以长"，如按琴弦的特点。由于春季"万

物始生"，处于萌芽、生发的阶段，所以肝脉虽表现为弦，又会有"软而弱""宽而虚"或者说有"轻虚而滑"的特点，脉虽弦而在指下的跳动却有柔和的感觉，这有点像春天的禾苗，虽充满向上的生机却又柔弱不堪重负。《素问·平人气象论》认为："平肝脉来，软弱招招，如揭长杆末梢，曰肝平。""长杆"虽然"端直以长"，举起来以后末梢很容易弯曲而富有弹性，生理性的肝脉就有点像举起的"长杆"那样的表现。《素问·平人气象论》又同时认为："春胃微弦曰平，弦多胃少曰肝病。"一个健康人的

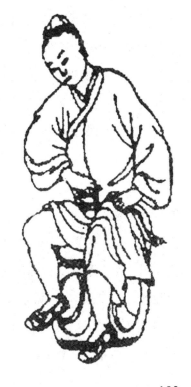

肝脉显现在寸口，它应当是胃气充足的，从脉象来看，它就应当是和缓的，只不过和缓的同时稍微带有弦的特点罢了，即肝脉在指下跳动时，给人的感觉是端直而长且柔和。弦是肝脉的脉形特征，柔和是胃气充足的表现，"春以胃气为本"脉亦以胃气为本，如果"弦多胃少"，缺乏了和缓、柔和的特性，这就说明肝脉虽在而胃气不足，这就说明是肝病了。通常情况下，肝脉反映于寸口也有两种表现形式：一种情况是由于左关部候肝，所以我们可以在左关部候取到肝脉；另一种情况是，对两手的寸口脉进行三部总按时，通过沉取的方式，也能候取到肝脉。

　　肝脉在病理表现上和心肺之脉一样，存在着"太过"和"不及"两种情况，如《濒湖脉学》所说："池氏曰：弦紧而数劲为太过，弦紧而细为不足"等。《素问·玉机真脏论》则认为："太过则令人善忘，忽忽眩冒而巅疾；其不及则令人胸痛引背，下则两胁胠痛。"病理情况下的弦脉反映到寸口，从理论来讲，既可以见于左关，也可以见于右关，或见于左右两手脉的寸部或尺部，也可以对寸口脉采取三部总按时，左右两手脉同时见到弦脉的情况，或者左手三部脉俱弦，或者右手三部脉俱弦。《濒湖脉学》认为："阳弦头痛，阴弦腹痛。"这里的阳是指寸部脉，阴是指尺部脉，就是说，寸脉弦时主头痛，尺脉弦时主腹痛，不过从临床的实际情况来看，往往是"弦则俱弦"的情况很常见。左关部脉弦主肝郁，右关脉弦主肝木克制脾土，左右两手的关部脉俱弦主脾胃衰败，饮食难进。临床上还有一种很常见的脉象，就是寸口左右两手脉都同时表现为弦细无力，这又说明什么问题呢？我们知道，弦表明是肝脉，无力表明是虚，细表明血不足，而脾主运化、脾胃为气血生化之源，这说明是肝木持久克制脾土所造成的。由于肝木克制脾土，久而久之，会导致脾胃运化功能减退、气血生化乏源，就出现了弦细无力的脉象，当然，有些人或者是由于先天禀赋不足，或者是由于饮食不节、暴饮暴食等其他因素导致脾自身运化能力的减退从而引起气血不足，往往也会出现两手脉弦细无力的情况。

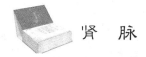

肾　脉

　　《脉经》指出："肾象水""其脉沉（沉，肾脉之大形也）""王冬三月"。肾在五行中属水，"水曰润下"，肾在寸口脉象的表现上，具有沉的特征。由于肾水在一年四季当中的冬季最旺，所以在冬季这三个月里，这种沉的特点也最为显著。既然肾脉有沉的特征，那么，肾脉在寸口显现时，具体来说，又会有怎样的脉形表现呢？《难经·十五难》指出："冬脉石者，肾北方水也，万物之所藏也，盛冬之时，水凝如石，故其脉之来，沉濡而滑，故曰石。"《脉经》认为："冬肾水王，其脉沉濡而滑，曰平脉。"由此可见，生理性的肾脉具有"沉濡而滑"的脉象表现。我们知道肾属水，位于下焦，为阴中之阴，所以肾脉具有沉的特点，这一点很容易让人理解并接受。所谓"濡"，有濡弱的意思，这就是说，在肾水旺而又没有邪气鼓动的情况下，就会表现出濡弱的特点。所谓"滑"，有滑利的意思，有滑利特点的脉象说明人体的气血能够顺畅地流通，有阳的属性特点。从五脏阴阳来看，肾为阴中之阴，肾脉虽"沉濡"却又能表现出滑利的特点，阳的属性，这说明是阴中有阳，水中有火，这是由于肾水中藏有命门之火的缘故，这也是我们在前面的章节里已经讨论过的一个问题。当然，我们这里所说的"沉濡而滑"指的是肾在寸口脉象上的典型表现。《素问·平人气象论》指出："冬胃微石曰平。"这就是说，生理情况下的肾脉应当是胃气充足的，只不过相对于心肺之脉浮

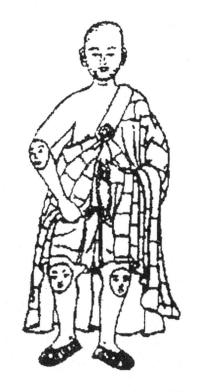

来说具有较沉（石）的特点而已。另外，由于肾属水，为阴中之阴的缘故，尽管肾脉有所谓的"沉濡而滑"的脉象表现，而其中"滑"的脉象特点，并不会像我们在临床时所见到的真正的滑脉那样"往来流利，如盘走珠"，只不过是沉取时，脉搏在指下的跳动稍具流利的特点而已。由于"肾以胃气为本"，脉亦以胃气为本，所以肾脉表现出的"濡而滑"的脉象特点，也恰恰说明肾脉具有柔和的特性，即胃气的存在。

通常情况下，肾脉反映于寸口也有两种表现的形式：一种情况是由于两尺部候肾，所以我们可以在两手的尺部候取到肾脉；另一种情况是，在两手的寸口脉进行三部总按时，通过沉取的方式，也能够候取到肾脉。

在这里，我们还需要强调的一点是：尽管人们对两手的寸口脉做了寸、关、尺三部部位上的具体划分，认为左尺部候肾水，右尺部候命门之火，不过，我们在候取一个健康人的两手尺部脉时，它在指下的浮沉、大小和力度方面的情况都应当是一致的。如果两手的尺部脉在指下跳动时出现不一致的情况，或者单左手尺部脉太过，或者单右手尺部脉太过，或者单左手尺部脉不及，或者单右手尺部脉不及，或者两手尺部脉都表现为太过，或者两手尺部脉都表现为不及等种种情况，那也是我们在前面已经讨论过的内容，它们分别代表不同病机。

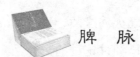 脾　脉

《脉经》指出："脾象土""其脉缓""王夏季六月"。脾在五行中属土，"土爱稼穑"，脾在寸口脉象的表现上，具有缓的特征。至于脾"王夏季六月"这种说法，是古人对五脏应四时的认识观之一，由于人体的肝、心、肺、肾四脏分别对应于一年中的春、夏、秋、冬四季，人们就需要思考这样一个问题：脾应该如何对应于一年当中的某一个季节呢？为了解决这个问

题,人们就在夏季和秋季(夏至到处暑)之间,划分出了"长夏"这个"季节",让脾与之对应,这样一来,就产生了脾"王夏季六月"这种观点。在北方,"长夏"这个时候正好进入雨季,气候湿热熏蒸,是一年当中湿气最重的时候,而脾又有运化水湿的功能;反过来说,长夏时的湿热之气,往往又能阻碍脾的运化,这个时候,湿热容易为病,出现纳差、腹胀、泻痢等消化系统的疾病,这在气候变化与发病关系的认识上,具有重要的现实意义。不过,这无法解决土能生万物这个问题,阴阳五行理论认为,土性敦厚,能化生万物,万物的生长也离不开土,所以从理论角度讲,一年四季中的每一个季节都离不开土,为了解决这个问题,人们就提出了另外一种观点,即让脾土分别对应于四季之末的十八天,如《素问·太阴阳明论》所指出的那样:"脾者土也,治中央,常以四时长四脏,各十八日寄治,不得独主于时也。"这样一来,脾土就能旺于四季,一年四季中的每一个季节和万物就都能够得到脾土的充养。我们讨论脾"王夏季六月"和脾旺于四季这两个问题是为了说明:当我们用藏象理论来解释寸口脉形成的原理时,要把脾"王夏季六月"和脾旺于四季("常以四时长四脏")这两种从不同角度认识问题的观点有选择地加以运用,才能更好地为我们正确认识问题提供有效的理论支持。从脾旺于四季这个理论来看,就人体的五脏而言,肝、心、肺、肾四脏都能得到脾土的供养;就五脏的脉象来说,无论肝、心、肺、肾四脏中的哪一脏反映到寸口的脉象上,都有脾土的脉象特征(胃气的特征)。脾脉反映到寸口上,有缓的特征,缓即和缓,这种和缓的脉象特征从脉搏跳动的节奏和节律上来看,应当是不快不慢、节律一致的,如《素问·平人气象论》所说的那样:"人一呼脉再动,一吸脉亦再动,呼吸定息脉五动。"从脉搏在指下跳动的力度上来看,脾脉又具有柔和的特点:既不弹手,也没有跳动无力的情况,徐徐而来,从容不迫。那么,我们临床诊脉的时候,又该如何体会脾脉在生理和病理状态下的不同呢?《素问·平人气象论》指出:"脾脉者土也,孤藏以灌溉四旁者也。""善者不可得见，恶者可见"。从五脏应四时的理论看，心、肺、肝、肾四脏可以分别对应于一年中的四季，唯脾土"各十八日寄治，不得独主于时"，所以称作"孤藏"，而脾属土而能生万物，为后天之本，气血生化之源，灌溉着心、肺、肝、肾四脏。所以，生理情况下的脾脉是没有"具体的"脉形特征的，是"不可见"的，只有这样，脾土才能有效地发挥其运化的生理功能，为心、肺、肝、肾四脏的正常地运转，有效地提供源源不断的能源供给。所谓"不可见"，是指生理性的脾脉在寸口显现时，它应当具有不快不慢、节律一致、从容和缓的特点，一旦"可见"即可断为病脉。所谓"可见"，是指脾脉在指下跳动时，出现了跳动节奏上的或快，或慢，或者节律不一致的情况；或者从脉形上来看，出现了或弦，或涩，或有力顶手，或沉而无力等脉象特点。《素问·平人气象论》云："平脾脉来，和柔相离，如鸡践地，曰脾平。"这就形象地说明了正常的脾脉应具有柔和、和缓的特征，同时，和缓也是胃气充足的表现。

通常情况下，脾脉反映于寸口也有两种表现形式：一种情况是由于右关部候脾，所以我们可以在右关部候取到脾脉；另一种情况是，对两手的寸口脉进行三部总按时，通过中取的方式，也能候取到脾脉，即《难经》所谓的："脾者中州，故其脉在中。"《素问·阴阳应象大论》云："中央生湿，湿生土。"我们知道，长夏是一年当中湿气最重的时候，所以长夏为脾土所主。脾脉在病理上的表现，正如《素问·平人气象论》所指出的那样："长夏胃微弱曰平，弱多胃少曰脾病。"这里的"长夏"，指的是脾脉，从脉象的表现上来看，脾脉应当是胃气充足的，在"阴气未动，阳气未散，饮食未进，经脉未盛，络脉调均"（《脉经·平脉早晏法第二》）的情况下，脾脉应当具有软弱的特点，如果过于软弱无力，在右关部按至筋骨时，才能感觉到它在指下的微弱跳动，或者对寸口脉三部同时中取时，出现了细弱无力的脉象表现，失去了从容和缓之性，这就说明是脾病了，这是由于脾土的运化功能下降的缘故，我们可以依据"虚则补之""虚则补其母"

的治疗原则，使用益气健脾，养心安神的方法来治疗。如果出现了如《难经·十五难》所说的"来如雀之啄，如水之下漏"这样的脉象，没有固定的节律，完全丧失了和缓之性，这就说明是脾土败绝了。

我们谈到过，生理性的脾脉有缓的特点，缓即和缓的意思。所以，从脉搏跳动的节奏和节律来看，一个健康人，其脾脉在指下的跳动应当是均匀一致，"呼吸定息脉五动"的。从病理角度看，如果脾病的时候出现了缓脉的情况，这个时候的"缓"，就有节律缓慢的意思。也就是说，当脾病的时候，其脉搏跳动的节律可能会出现呼吸定息脉四动而不是"呼吸定息脉五动"的情况。如果说和缓之脉是生理性的脾脉在寸口的显现，那么，跳动缓慢的脉象就是病理性的脾脉在寸口的显现。存在这种差别的原因当然是脾病。这样看来，即便是缓脉，也存在和缓与缓慢的差别。由于六腑属阳，五脏属阴，所以脾病的时候出现呼吸定息脉四动的缓脉情况往往表明：这种缓脉是消化系统在慢性病变过程中逐渐形成的，这有别于"呼吸定息脉五动"的和缓之脉，也有别于《脉经》认为的"一息三至，去来极迟"的迟脉。

第九讲　常用脉象

　　所谓脉象只是人们为了语言表述的方便，人为地划分出了一些有显著特征的脉形表现，具体到每一个人和不同的患者时，脉象其实是千差万别的，这其中有一个"度"的问题，当我们熟悉了寸口脉形成的原理之后，再掌握一些常见的脉象就可以了。

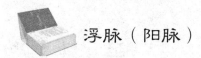

浮脉（阳脉）

1. 脉形特征

《脉经》："举之有余，按之不足。"

《诊家正眼》："浮在皮毛，如水漂木；举之有余，按之不足。"

《诊宗三昧》："浮脉者，下指即显浮象，按之稍减而不空，举之泛泛而流利。"

《难经》认为："心肺俱浮。"所以，脉浮是心、肺都具有的共同脉象特点，不过，《难经》里面对脉浮的描述显然不同于我们通常所说的浮脉，关于浮脉和脉浮在概念上的区别，我们在前面已经讨论过，有很多脉象比如，洪脉，濡脉，散脉，芤脉，革脉等，它们都有浮的特性，脉浮与沉脉相比较而言脉位较浅，即有"轻手即得"，具有升浮的特点，而这并不能表明它们就是浮脉，浮脉除了具有这样的脉象特点之外，还具有"重按稍减"的特征表现，即"举之有余，按之不足"，这就是浮脉在指下的跳动特征，这有点儿像水面上漂浮的木头，刚接触时就能感觉到它的存在，如果用力按压，就会感觉到与它相接触的面有所减少，但仍能够感受到它的存在一样。

2. 主证

（1）主表证：如《伤寒论》所云："太阳之为病，脉浮，头项强痛而恶寒。"人体在感受风寒等邪气时，寸口脉相应地就会表现出浮脉，这就是典型的浮脉主表证。由于外感六淫侵袭人的肌表，人体的正气就会做出相应的抵抗，所以寸口脉就会表现出浮的特点。如果浮脉说明病在表，那么，当浮脉出现了不同的兼脉时，也就说明患者会有不同的表证。如《濒湖脉学》所描述的那样："浮脉主表，有力为实，无力为虚。浮数风热，浮迟中风，浮紧风寒，浮缓风湿，浮虚伤暑"等。总之，浮脉这种"举之有余，按之不足"的脉象表现，往往表明是病在外。这是由于外邪侵袭人体而人体正气做出的本能反应，如《诊宗三昧》所云："伤寒以尺、寸俱浮，为太阳受病。故凡浮脉主病，皆属于表，但须指下有力，即属有余客邪。"所以，古人就有了"有一分脉浮便有一分表证"的经验之谈。

（2）主里证：从内伤致病来看，寸口脉出现了浮的情况，这往往说明是里证。比如，《脉理求真》认为："浮为虚不足""浮而兼滑，则为宿食；浮而兼缓，则为湿滞；浮而兼芤，则为失血……浮而兼洪，则为狂躁，然总不越有力无力，有神无神，以为区别。若使神力俱有，是为有余，或为火发，或为气壅，或为热越，可类推也；神力俱无，是为不足，或为精衰，或为气损，可因明也"。如果是因为内伤，出现了脉浮的情况，其虚实性质的判断，可以通过脉的跳动有力或无力来判断，而以脉的有力或无力作为判断疾病虚实的标准，需要依靠脉之胃气来衡量，即是否具有和缓的特性，是否具有"谷气之来徐而缓"的特征。《脉说》云："脉之由沉而浮也，阴气上升，从阴交阳也，阴之所以能上升，有阳气以鼓动也。脉之由浮而沉也，阳气下降，从阳和阴也。阳之所以能下降，有阴气以吸引之也。浮为阳脉，有阴实而拒阳于外者，有阴虚而阳越于上者。阴实者寒盛于内，治以重用温散，或导其水，或

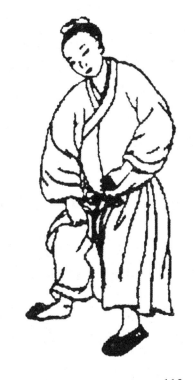

攻其实，或形气瘀血凝痰，力开结塞，略加清肃，以助浮阳之内合者是也。阴虚者阴力薄不能吸阳，宜温润，填补精血，略佐辛热，从阴中透出和光，接纳阳气归根者是也。"在内伤杂病的诊治过程中，当出现脉浮的情况时，总宜辨其虚实，分别对待之。

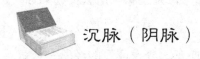

沉脉（阴脉）

1. 脉形特征

《脉经》："举之不足，按之有余。"

《脉理求真》："沉则轻取不应，重按乃得。"

《诊宗三昧》："沉脉者，轻取不应，重按乃得，举之稍减，更按益力，纵之不即应指。"

沉脉表现在寸口的特点是：从脉位上看，具有沉的特性，即轻手搭脉时，不能够感觉到它在指下的跳动，用力按压至筋骨时，才能感觉到它的存在，这就是沉脉的特征表现。从五脏主病的角度来看，《难经》认为："肝肾俱沉。"所以，肝肾之脉都具有沉的特性，沉脉往往反映肝肾的问题。从寸口脉寸、关、尺三部划分来看，尺部脉又具有沉的特性。

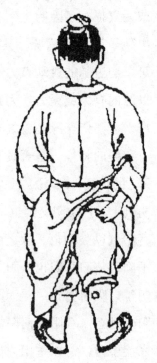

2. 主证

沉脉是临床上很常见的脉象。形体消瘦的人，其寸口脉经常表现出浮的特点，而形体肥胖的人，却往往会表现出沉的特点。所以说，沉脉或者说脉沉通常是肥胖之人所具有的脉象。如果肥胖之人出现了沉而柔和的脉象，这往往说明他（她）是健康的。当然，我们对沉脉脉象的获取是通过对寸口脉的寸、关、尺三部分别候取或者三部脉总按后获得的。即便是这样，尺部脉和寸部脉沉的程度，从理论上来讲也是有区别的，这是由于相对来说寸部脉较浮而尺部脉较沉。即对寸口脉从总体把握来看，三部脉都具有沉的特点，而就寸部脉和尺部脉相对而言，还是具有相对浮沉特点的，这种理论上的思考也符合阴阳中再分阴阳的思维方法。

（1）主里证：相对来说，如果浮脉主病在表，那么沉脉就主病在里。"沉而有力为实，沉而无力为虚，下手脉沉，便知是气。"这种沉脉主病的理论告诉我们，沉脉主里证的同时，往往存在虚实之分。沉而有力往往表明是里实证，沉而无力往往表明是里虚证。所谓"下手脉沉，便知是气"，是说当我们诊到沉脉时，表明病在气分。而对这种沉脉主病在气分观点，古人还存在不同的看法。沉而有力表明里实证，这个基本没有多大争议，有争议的是沉而无力主虚证的问题。事实上，当寸口脉表现出沉而无力的脉象时，也有两种不同的主病情况：一种情况是，脉沉无力主虚证，这个容易理解；还有一种情况是，沉而无力表明气郁，这个临床上也经常见到。当患者表现出沉而无力的脉象时，如果同时伴有倦怠乏力等气虚的症状，这就表明是虚证；如果患者有沉而无力的脉象，没有明显的气虚症状，而是表现为其他的不适，如烦躁、女子月经不调等，这往往说明是气郁。同时，这也说明四诊合参的在中医诊断中的重要性。

（2）主寒证：脉浮为阳，脉沉为阴。相对而言，如果阳表明热，那么阴就表明寒，所以，沉脉有时候也主寒证，如《脉诀阐微》所指出的那样："沉为阴寒，沉者至深之象，深则未有不寒者也。入石洞而阴寒逼人者，正以其深沉耳。"

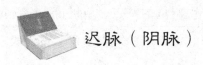

迟脉（阴脉）

1. 脉形特征

《脉经》："呼吸三至，去来极迟。"

《诊家正眼》："尺脉属阴，象为不及；往来迟慢，一息三至。"

迟脉在指下的跳动，依据脉率就可以做出判断。即一呼一吸之间脉，寸口脉跳动三次，我们就称之为迟脉。

2. 主证

迟脉性质的虚实，以寸口脉跳动的有力和无力来区分，迟而有力为实，迟而无力为虚。

（1）主寒证：《脉理求真》指出："迟为虚寒不振，阳气不舒，故为迟滞。若迟而见浮，则为表寒；迟而见沉，则为里寒。"《伤寒论》云："阳明病，脉迟，食难用饱。饱则微烦头眩，必小便难，此欲作谷瘅，虽下之，腹满如故。所以然者，脉迟故也。"

（2）主热证：《伤寒论》云："阳明病，脉迟，虽汗出不恶寒者，其身必重，短气，腹满而喘，有潮热者，此外欲解，可攻里也。手足然汗出者，此大便已硬也，大承气汤主之。"又《脉理求真》云："又有阳明腑实证悉俱，而见脉迟者，又有太阳脉浮，因误下结胸，而见脉迟者；又

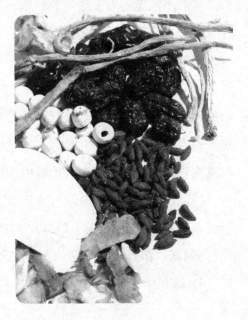

有余热未清，而脉多迟滞。"

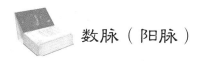 数脉（阳脉）

1. 脉形特征

《脉经》："数脉，去来急促。"

《诊家正眼》："数脉属阳，象为太过；一息六至，往来越度。"

数脉在指下的跳动，依据脉率就可以做出判断。即一呼一吸之间，寸口脉跳动六次，我们就称之为数脉。

2. 主证

数脉也有虚实之分，其虚实性质的判断，也以寸口脉跳动的有力和无力来区分。数而有力为实，数而无力为虚。

（1）主热证：数脉主热证是临床很常见的情况。如《伤寒论》所云："病患脉数。数为热，当消谷引食。"《诊家正眼》云："数脉主腑，其病为热。"《脉诀阐微》云："数则为热。热乃火病，火性炎上，其性最速，故数脉作热论也"等。

（2）主虚证：《诊宗三昧》云："胃反脉数，中气大虚，而见假数之象也。若数而浮大，按之无力，寸口脉细者，虚也。经曰：脉至而从，按之不鼓，诸阳皆然。病热而脉数，按之不鼓甚者，乃阴盛拒阳于外而致病，非热也。"《诊宗三昧》的这段话也是有感而发：剧烈呕吐的患者往往会出现脉数的情况，很显然，由于剧烈呕吐，重伤胃气，从临床看，又没有热证的表现，此时出现数脉，往往表明是虚证。

滑脉（阳中之阴脉）

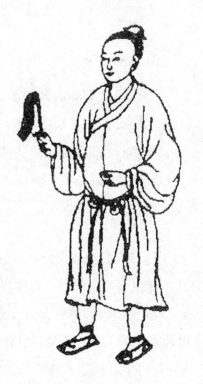

1. 脉形特征

《诊家枢要》："往来流利，如盘走珠，不进不退。"

《濒湖脉学》："往来前却，流利辗转，替然如珠之应指。"

《诊家正眼》："滑脉替替，往来流利，盘珠之形，荷露之义。"

滑脉的脉象主要从脉形上来把握，具有往来流利，应指圆滑，如盘走珠的特点。这就是说，滑脉的跳动是流利的，在指下有来得快、去得也快的特点。滑脉给人的感觉是：初持脉时，似乎感觉脉搏在指下搏动较快，感觉有点儿像数脉，如果仔细体察脉搏跳动的频率，就会发现，它与常人脉搏跳动的频率没有什么两样，也是在一呼一吸和定息之间跳动四到五次，只不过给人的感觉好像是跳动"稍快"罢了。

2. 主证

滑脉是气血充实的表现。历代的脉学著作认为，滑脉形成的机制是由于"血多气少"，这与涩脉的"气多血少"的形成机制形成鲜明的对比。又《黄帝内经》云："脉弱以滑，是有胃气。"我们在前面也谈到过，肾脉具有沉濡而滑的特点，由此可见，滑脉往往是一种正常的脉象表现而不

118

仅仅代表病脉，同时也说明，有滑利特点的脉象是胃气充足的一种表现。另外，人们刚刚进食后，脉搏的跳动往往也会表现出滑利的特点；而女子妊娠后，其脉搏的跳动也往往会表现出滑象。如果是在病理的状态下，滑脉多主痰。如《脉诀阐微》云："滑则痰多，天下至滑者，无过于水，痰亦水也，水多则痰，生痰多则滑宜见也。"数脉在一般情况下代表热证。所以，如果在寸口见到滑数脉，这往往就表明是痰热。弦为肝脉，多主郁，如果在寸口见到弦滑的脉象，则往往表明是痰气郁结，因为肝脉弦，主疏泄气机。所以，气机郁滞往往会引起水液运行的障碍，而致痰饮内停；或者说，因痰饮内停而致气机疏泄失常，就会表现出弦滑的脉象。右关是候取脾胃的部位，在正常情况下，脾胃之脉是充满和缓之性的，假如右关部脉表现出滑象，这往往说明是胃中有郁热或宿食停滞；或者是因为宿食停滞而引起呕吐，往往也会出现滑的脉象。

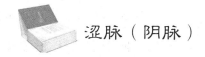

涩脉（阴脉）

1. 脉形特征

《脉经》："细而迟，往来难且散，或一止复来。"

《脉理汇参》："涩脉蹇滞，如刀刮竹，迟细而短，三象俱足。"

《脉象统类》："涩以候血，其象虚细而迟，往来极难，或一止复来，三五不调。"

《脉理求真》："涩则往来艰难，动不流利，如雨沾沙及刀刮竹，凡虚细微迟，皆属涩类。"

涩脉在指下跳动给人的感觉是，艰涩、脉势弱而不够流畅，这与滑脉的情况刚好相反，所以称作涩脉。涩脉在指下的跳动具有细而跳动缓慢或一止复来的特点。

2. 主证

涩脉给人的印象与滑脉相反，如果说滑脉代表人体气血充实，那么涩脉就代表人体气血不足。《诊家枢要》认为涩脉形成的机制：气多血少。由于肺主气，肺脏气多血少，血少则脉就会有涩滞的感觉，所以我们现在不难理解为什么《难经》把肺脉的脉形特征描述为"浮而短涩"的原因了。

（1）主血少精伤：《诊家正眼》云："涩为血少，亦主精伤""肾之为藏专司精""不问男妇，凡尺中沉涩者，必艰于嗣，血少精伤之症也，如怀子而得涩脉，则血不足以养胎，如无孕而得涩脉将有阴衰髓竭之忧。"尺脉属肾，肾藏精而脉沉，所以尺脉沉涩往往表明精血不足。故而，尺脉沉涩往往与不孕不育有着密切的关系。《诊家枢要》云："尺涩，男子伤精及疝，女子月事虚败，主胎漏不安。"由此也可以看出，

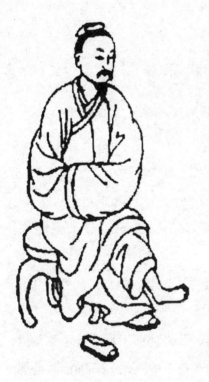

尺部出现涩脉和不孕不育的病症之间有着紧密的联系。由于精血不足而造成生育方面的问题可以通过候查尺部脉是否有涩象表现来做一个基本的判定。

（2）主气血俱虚：《脉理求真》云："涩为气血俱虚之候，故症多见拘挛麻木，忧郁，失血伤精，厥逆少食等症。"

（3）主郁证：郁证的形成或是由于无形之邪，如情志不畅等，或是由于有形之邪，如痰食停滞阻滞气机。由于肝主疏泄，所以涩脉的形成往往也与肝的情志活动有着密切的联系。《脉诀阐微》云："涩则郁塞""六部见此象俱能成病，而尤于

肝经不宜。一见涩脉，即以解郁通塞之药急治之，则手见其功也。"肝藏血，肝病而出现涩脉，一味地补气血又往往不能使临床症状得到有效缓解，如果通过疏肝解郁的方法来治疗，效果往往能不同凡响，就很能说明问题。

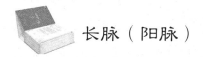

长脉（阳脉）

1. 脉形特征

《诊家正眼》："长脉迢迢，首尾俱端，直上直下，如循长杆。"

《脉理求真》："长则指下迢迢，上溢鱼际，下通尺泽，过于本为位，三指举按皆然。凡实劳弦紧，皆属长累。不似大举之盛大，按之力少也。"

《四诊抉微》："过于本位脉名长，弦则非然但满张。"

长脉在指下跳动的特点是：从寸口的寸、关、尺三部脉总按来看，寸口脉跳动的长度比较长，上可达于寸部，下可达于尺部，而且无论是浮取或沉取，寸口脉在指下跳动的力度和脉形的大小都是一样的，这就是长脉的特点。

2. 主证

脉道是提供气血运行的场所。长脉或者说脉长表明人体的气机能够上下通达，即既能够上行于寸，又能下行于尺。由于气血上下运行畅通，也就说明人体气血的运行没有受到阻碍，所以脉长的人通常不会出现类似便秘的气机阻滞症状。脉象长的人，往往说明人体是健康、长寿的。经云："长曰气治。"所谓"气治"，临床意义：长脉是人体在正常脉象的表现。因为健康的人，其气血的运行本来就应该是上下通达的。《脉诀阐微》指出："长脉之现，正气之和也，有胃气则脉自修长，有从容和缓之象。"另外，身材修长的人脉体较长也是自然之理，此正所谓"短人其脉短，长人其脉长"。长脉主病有以下特点：首先是肝气旺。我们知道肝脉有弦的特点，而弦脉有"端直而长"的特征表现。所以，肝气旺、肝肾阴亏于内的一些年纪较大的患者，其寸口脉往往会表现出长而弦硬（弦是肝脉的特征，硬是缺乏胃气的表现）之象，脉体不但长且弦硬。所以，长脉主病时，往往会有兼脉的脉象。另外，如我们所述的那样，长脉在病理上，往往会出现兼脉，比如说，浮长无力的脉象。就浮长无力的脉象而言，浮表明的是阴不足，不能敛阳；无力表明是虚，所以浮长无力的脉象往往表明是津（阴）伤，像久病泄泻之类的病症，往往会有这样的脉象表现。比较常见的另一种脉象是：脉浮长而细。我们知道，脉细表明阴不足，在内伤杂病中，浮也表明阴不足，所以，脉长而浮细的人往往也说明津伤。由于脾胃为气血生化之源，出现这种脉象的人，也往往表明久病脾虚。如果长脉有如按琴弦的张力，是弦细的脉象特点，弦为肝脉，这是因为久病肝木克制了脾土，说明是肝脾久病而致的脾虚；个别的情况是，长而洪数有力的脉象，往往表明外邪在鼓动气血。

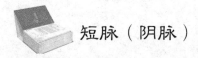

短脉（阴脉）

1. 脉形特征

《诊家正眼》："脉短涩小，首尾俱俯，中间突起，不能满部。"

《脉理求真》："短则寸上尺下，低于寸尺""关中无见短之理。"

《诊宗三昧》："短脉者，尺寸俱短，而不及本位。"

短脉的脉形特征是：寸口脉的跳动不够长，上不能充满整个寸部，下不能充满整个尺部；或者短而中部较突起，寸脉的上部和尺脉的下部相对来说较细。

2. 主证

（1）主郁证：如果说脉长表明是"气治"，那么，脉短就表明是气郁。《四诊抉微》云："短脉由胃气厄塞，不能条畅百脉。或因痰气食积，阻碍气道。"《催氏脉诀》云："（短）为阴伏阳，为三焦气壅，为宿食不消。"《脉理求真》云："思伤脾而脉短。"《脉诀阐微》云："脉短者，欲长而不能，欲速而不达，因邪气克犯正气，正负则邪胜也。"

（2）主虚证：《诊家正眼》指出："短主不及，为气虚证。"《黄帝内经》云："短则气病，盖以气属阳，主乎充沛，若短脉独见，气衰之确兆也。"《脉理求真》云："短为阳气不接，或中有痰气积阻碍气道，亦由阳气不力，始见阻塞，故凡见有阻塞之症者，当于通豁之内加以扶气之品，使气治而豁之见矣。若使中无阻塞而脉见短隔，急用大温补以救垂绝，否则便尔不治矣。"虽然如此，有丰富临床经验的医生往往会发现短脉主虚证的机会较少，而主郁证的情况却较常见。如果把用顺气开郁的方法和用温养气血的方法分别进行治疗的结果加以对比，相信对短脉主病的问题会有更深刻的体会。

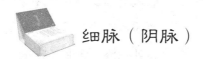

细脉（阴脉）

1. 脉形特征

《脉经》："细脉，大小于微，常有，但细耳。"

《诊家正眼》："细直而软，累累萦萦，状如丝线，较显于微。"

《脉理求真》："细则往来如发，而指下显然。"

《脉说》："细脉如线极细，三候不断散者是也。"

细脉在指下跳动时给人的感觉是：脉体较细，像触摸到了一条细线，脉体虽细却很容易辨别。

2. 主证

细脉形成的根本原因是：血不足。由于血不足，不能充斥脉道，所以脉就变细了，这就像江河的流水，由于流量的减少而致河面变得狭窄了一样，正如《脉诀阐微》所云："细脉，言脉之细而不能粗也，江河细流，正水缩也。人身之血少，自然脉细矣。"当然，出现细脉时，是否就一定表明它是病脉，这个还要具体问题具体分析，有个别人天生就有脉细的特征，这就像一些江河的流水本来就细流涓涓而不能波澜壮阔一样。《脉诀阐微》指出："人有天生细微之脉，不可动曰虚弱，当统六部同观之。"这就是说，个别人天生就表现为脉细而身体上并没有什么不适，这是体质因

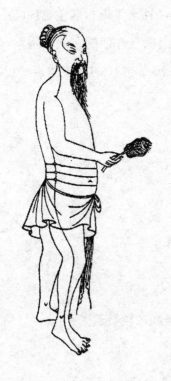

素赋予寸口的脉象特点，当然，具有这种体质的人也表明先天的一些禀赋情况。如果寸口出现细脉，六部脉中有一部与其他部位细的脉象有所不同，或者大，或者强劲有力，这才是问题的所在。细脉形成的另一个原因是：阳气不能鼓动血脉（阳气衰弱）。如《脉象统类》所说的那样："凡脉细，为元气不足，乏力，无精，内外俱冷，痿弱，洞泄，为积，为痛。"又《脉理求真》云："但脉既细如发，便属气虚，纵有内热，亦当兼固中气，不可纯用解热，以致其细益甚耳。"李士材曰："尝见虚损之人脉细身热，医不究源，而以凉药投之，使真阳散败，饮食不进，上呕下泻，是速其毙耳。"从临床

来看，细脉在病理状态下似乎更多地表现为"水"不足，这也是我们要强调在临证时一定要四诊合参的原因。

 紧脉（阴中之阳脉）

1. 脉形特征

《诊家枢要》："紧，有力而不缓也。其来紧急，按之长，举之若牵绳转索之状。"

《诊家正眼》："紧脉有力，左右弹手；如绳转索，如切紧绳。"

《脉说》："紧为阴中之阳，紧脉似数非数，似弦非弦，如切绳状。"

紧脉主要从脉形上来判断，其在指下的跳动给人的感觉是：脉体较长而跳动紧急，这种紧急的感觉古人形容为"如绳转索"，与弦脉端直而长的特点不同，紧脉的跳动有一种弹手的急迫感，初持脉时似乎感觉像数脉且有力，感觉脉搏似乎跳动得稍快，但查其脉率并不是这样。当然，我们在临床上也常常会遇到脉弦紧或者脉紧数的情况，这些是复合脉（兼脉）的表现。

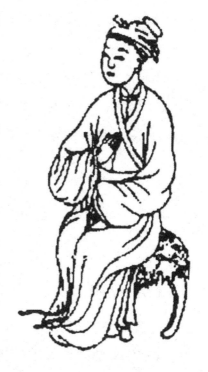

2. 主证

紧脉的形成主要是由于血管收缩，从主证来看，紧脉往往主寒证和

125

痛证。如《濒湖脉学》所说："诸紧为寒为痛，人迎紧盛伤于寒气口紧盛伤于食，尺紧痛居其腹。"它这种对紧脉主病的解释在临床上非常实用而且比较常见。无论是伤食或腹痛，当寸口出现紧脉时往往说明：这是由于暴饮暴食或者过饮寒凉损伤了人体的阳气或者平素阳气不足又饮食生冷。《脉理求真》认为："紧为阴邪内闭。如脉见浮紧，则必见有头痛，发热，咳嗽，鼻塞，身痛，不眠之症。脉见沉紧则必见有腹胀，厥逆，呕吐，泻利，心胁疼痛，风痫痃癖里症。然总皆因阳气不利，以至如是耳。"脉浮主病在表，脉沉主病在里，《脉理求真》的这种观点表明了紧脉的形成也可能是由于在外感受了风寒等外来邪气或者患者平素阳气不足而又饮食寒凉。如果感受外来风寒邪气，就会有风寒感冒的症状并且在脉象上表现为浮紧的特点；如果平素阳气虚弱或感受寒凉，如进食生冷之品等，就会出现腹胀厥逆、呕吐、泻利等寒证特点，其脉象就会表现出沉紧的特点，这也很符合临床的实际情况。

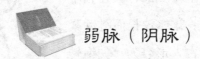

弱脉（阴脉）

1. 脉形特征

《濒湖脉学》："弱脉，极软而沉细，按之乃得，举手无有。"

《诊家枢要》："沉而且细且软，为弱脉。"

《诊家正眼》："弱脉细小，见于沉分；举之则无，按之乃得。"

弱脉的特点是：轻取时不能够感受到脉搏的跳动，沉取按至筋骨时才能够感受到它的存在。由此我们可以看出，对弱脉的判断并非是以脉的有力或无力作为衡量的标准，而是沉取时对脉搏跳动的一种感受。

2. 主证

弱脉主什么病呢？《素问·玉机真脏论》云：“脉弱以滑，是有胃气。”这里“脉弱以滑”里的“弱”，并不是单纯地指弱脉的脉象，而是说在没有邪气侵袭时，在排除外界各种干扰因素后，寸口脉的跳动应当是软弱的。我们在前面讨论过，脉浮属阳，脉沉属阴，多一分沉便多一分阴而少一分阳，所以弱脉首先表明是阳不足，如《脉理求真》云：“弱为阳气衰微。夫浮以候阳，今浮取之如无，阳气衰微之明验也。经言寸口脉弱而迟，虚满不能食寸口脉弱而缓，食卒不下。气填膈上，一属胃寒，一属脾虚，故皆主乎饮食也。”所以，寸口出现弱脉，往往就表明：脾胃虚寒，饮食不下，说明人体的消化系统出了问题。

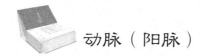

1. 脉形特征

《濒湖脉学》：“动乃数脉，见于关上下，无头尾，如豆大，厥厥动摇。”

《脉理求真》：“动则厥厥动摇，滑数如珠，见于关上。”

《诊家正眼》：“动无头尾，其动如豆；厥厥动摇，必兼滑数。”

从脉形上来看，动脉的形状就像豆子，在指下跳动的感觉是圆圆的，上下跳动，位置不移。动脉往往出现在左手关脉的部位。

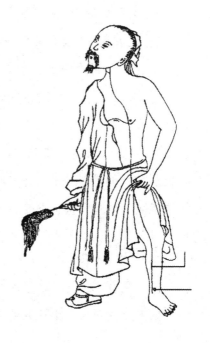

2. 主证

动脉主痛证和惊吓：如《濒湖脉学》云："动脉专司痛与惊。"又《诊家正眼》云："动脉主痛亦主惊。"动脉的形成是由于气血逆乱，阴阳相互搏击的结果，所以由于疼痛或者受到惊吓而致气血阴阳逆乱时，可能会出现动脉。由于动脉往往出现在左手关部，而左手关部脉是候取肝胆的部位，所以当左手关部脉出现动脉时，往往表明患者有严重的肝病。又《黄帝内经》云：手少阴脉动甚为妊子，可以资为参考。

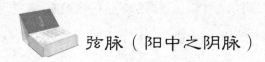

弦脉（阳中之阴脉）

1. 脉形特征

《脉经》："举之无有，按之如弓弦状。"

《诊家正眼》："弦如琴弦，轻虚而滑，端直以长，指下挺然。"

《脉理求真》："弦则端直而长，举之应指，按之不移。"

从五脏主病的理论来看，弦是肝脉的特征表现，生理状态下的弦脉是长而柔和的，这种弦的感觉如春天的禾苗端直而长且柔弱（充满胃气），充满了欣欣向荣的生机。弦脉的临床特征表现是：从脉形上来看，具有端直而长的特点，无论浮取或是沉取都可以感受到它的跳动，如按琴弦一般。如果这种弦的特性失去了和缓，或硬或数，就表明这样的弦脉缺少了胃气的特征，是病理状态下的表现。

2. 主证

（1）主肝郁：我们知道弦为肝脉，肝有疏泄气机，条畅情志的生理功能，如果脉弦而缺少柔和的特点（胃气不足），往往表明肝气郁滞。

（2）主痛，痰饮和疟疾：如《金匮要略·疟病脉证并治》所说："疟脉自弦，弦数多热，弦迟多寒。"又《脉说》云："（弦脉）见于两尺者，肝气入肾，为疝痛腰急""又伤寒脉，脉弦细，头痛发热者，属少阳，此阳弦头痛。阳脉涩，阴脉弦，法当腹中急痛，此阴弦腹痛，皆少阳部位也。"

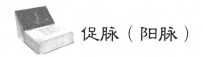

促脉（阳脉）

1. 脉形特征

《脉经》："来去数，时一止复来。"

《诊家正眼》："促为急促，数时一止；如趋而厥，进则必死。"

《诊宗三昧》："脉促者，往来数疾中忽一止复来，不似结脉之迟缓，中有止歇也。"

促脉在指下的跳动具有两个特点：一是脉率较快，一呼一吸之间脉搏跳动的次数在六次或六次以上；二是在快速跳动的脉搏中间会出现一个间歇，然后脉搏仍快速地跳动，而间歇有不规则的特点。

2. 主证

促脉的形成大多是由于外来实邪侵袭人体，人体正气与邪气激烈对抗。

（1）主阳盛：如《濒湖脉学》云："促主阳盛之病。"《脉确》云："阳有余，阴不足，痰火煎熬，或为喘嗽或斑毒。"

（2）主虚证：如《脉确》所说："促而无力，损小为虚脱，阴阳不相续之候。"

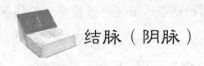结脉（阴脉）

1. 脉形特征

《脉经》："往来缓，时一止复来。"

《诊家正眼》："结为凝结，缓时一止；徐行而怠，颇得其旨。"

《脉理求真》："结为指下迟缓，中有歇止，少顷复来。"

结脉在指下跳动的特点是：跳动缓慢，一呼一吸之间脉搏跳动三次，中间有不规则的间歇。

2. 主证

（1）主寒证和虚证：如《诊家正眼》云："结属阴寒，也因凝和。"《脉理求真》云："结是气血渐衰，精力不继，所以断而复续，续而复断，凡虚劳久病多有是症。"《脉诀阐微》云："结脉，气来则缓，而时又现止，是力不能不止也。明是正气甚衰，不敢与邪气相斗，邪气搏结于一身耳。"

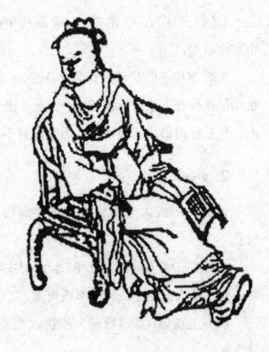

（2）主郁证：《脉说》云："此脉皆大怒不出，郁闷日久，气滞不能疏通；或痰结络血不流行，气因稽滞，以致歇至不匀也。"

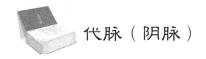

代脉（阴脉）

1. 脉形特征

《脉经》："代脉，来数中止，不能自还，故而复动。脉结者生，代者死。"

《脉说》："代为阴脉，脉动而中止，不能自还，因而复动也。但，代之止歇有常数，不比促，结而无定数也。"

代有等待的意思，由于脉气不能续接而致脉搏的跳动不能连续，有等待下一次脉搏重新跳动的含义。代脉有数的特点，其中间有一个间歇，这种间歇是规则的。

2. 主证

代脉的出现是一种危险的脉象表现，《脉经》认为"脉结者生，脉代者死。"代脉的出现往往与人体津液的大量丢失有关。在生理状态下，妊娠呕吐剧烈的妇女往往会有代脉的表现，如《脉理求真》所说："妊娠恶阻呕吐最剧者，恒见代脉，谷入既少，血气尽并于胎，是以脉气不能接续，然在初时或有苦，至四月胎已成形，当无歇止之脉矣。"在病理状态下，代脉往往预示着脏器衰微，如经云："代则气衰。"又《诊家正眼》云："代主脏衰，危险之候，脾土败坏，吐利为咎。中寒不食，腹痛难救。"另《脉诀阐微》云："代脉之现，正气之衰，不得不止以息其气也。"

第十讲　缓脉与胃气

"脉以胃气为本"，有胃气的脉象是和缓的，缓脉也有和缓和缓慢之分，这样的区分分别表示人体不同的身体状况，同时也说明，缓脉和胃气之间存在一些必然的联系和区别。

缓脉是临床上很常见的一种脉象，是判断一个人健康与否，疾病进退的标准之一。其特点可以概括为以下两个方面：①从脉率上来看，正常的缓脉在一呼一吸和呼吸定息之间跳动的次数介于四到五次。如果一呼一吸和呼吸定息之间出现了跳动六次的情况，人们就把它称作数脉，如果一呼一吸和呼吸定息之间出现了跳动三次的情况，人们就把它称作迟脉，而缓脉跳动的次数就介于数脉和迟脉之间。在此前，我们就已经注意到了这样一个问题：即便是缓脉，一呼一吸和呼吸定息之间，脉搏跳动的次数也存在跳动四次和五次的差别。一个健康人，其一呼一吸和定息之间脉搏跳动的频率应该是五次，如《素问·平人气象论》所云："岐伯曰：人一呼脉再动，一吸脉亦在动，呼吸定息脉五动，闰以太息，命曰平人。平人者，不病也。""呼吸定息脉五动"，这是一个"平人"所必须具备的脉象特点。另外，我们还需要注意这样一种现象：运动员经过持久的训练，身体强健，可能会出现呼吸定息脉四动的情况，运动员出现这样的脉象，也说明是正常的脉象表现，不作为脾病的依据，在这里，我们会发现问诊的重要性，即四诊合参在临床诊断中的某些现实意义。②从指下跳动的力度上来看，缓脉具有和缓、柔和的特征：即不大不小，不强不弱，徐徐而来，充满谷气，没有跳动无力或者邪气鼓动血脉时的顶手表现。假如寸口脉出现了跳动有力、顶手的情况，失去了和缓、柔和之性，不管有力、顶手的力度如何（在不同的疾病和不同的个体之间，由于存在邪气和人体正气力量上的对比，有强弱的差异，寸口脉在跳动的力度上会有所不同），这都说明是邪气在鼓动气血，这就表明是实证，我们可以依据"实则泻之""实则泻其子"的治疗原则，对其病机进行有针对性的治疗。这就摒弃了头痛医头，脚痛医脚的思维方法,把中医治病"必求其本"的特色淋漓尽致地体现出来了,这正是中医的独到之处。在这里,我们要强调的是:对缓脉的考察,要把寸口脉柔和的特性和脉率的因素一起考虑进去,才能形成较完整的认识。

我们谈到缓脉的时候就不得不谈到胃气,因为缓脉与胃气之间存在着一些必然的联系:生理性的缓脉是胃气充足的表现,而胃气充足时,寸口脉的脉象往往也会表现出和缓的特征。在中医理论中,胃气是"正气存内"的标志性特点。《素问·平人气象论》指出:"平人之常气禀于胃,胃者,平人之常气也。人无胃气曰逆,逆者死。""所谓无胃气者,但得真脏脉,不得胃气也。"由此可见,胃气的存在与否,对于一个人来说具有重要的意义。那么,什么是胃气呢?《中医诊断学》第5版教材认为:"胃为水谷之海,后天之本,是人体营卫气血之源,人之生死,决定于胃气的有无,所谓有胃气则生,无胃气则死。"人以胃气为本,胃气反映到寸口脉上,就有了脉亦以胃气为本的理论观点。对于有胃气的脉象特点,古人有

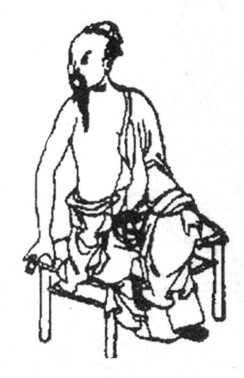

不同的表述,如《素问·玉机真脏论》认为:"脉弱以滑,是有胃气。"这说明,有胃气的脉象应当是"弱以滑"的。《灵枢·终始》篇说:"邪气来也紧而急,谷气来也徐而缓。"这里的谷气,是指水谷之气,就是人们通常所说的胃气,有胃气的脉象应当是"徐而缓"的。总体来说,"平人"出现不浮不沉、不快不慢、从容和缓、节律一致的脉象时,即是胃气充足的表现。即使是病脉,无论浮、沉、迟、数,但有充和之象,便是有胃气的特征。总而言之,有

胃气的脉象便具有和缓的特征。反之，有和缓特征的脉象，也是胃气存在的体现。在胃气这个问题上，《三指禅》对此就做出了一个提纲挈领的概括，它指出："四时之脉，和缓为宗，缓即为有胃气也。万物皆生于土，久病而稍带一缓字，是为有胃气，其生可预卜耳。""无病之脉，不求神而神在，缓即为有神也。方书乃以有力训之，岂知有力，未必遂为有神，而有神正不定在有力。"《三指禅》的此段论述详细地说明了和缓的脉象和胃气之间的关系，同时也表明，在疾病治疗的过程中，寸口脉是否有和缓的特性对疾病的预后起着关键性作用。在疾病诊疗的过程中，如果脉象紧急或顶手，经过积极的治疗，脉搏的跳动变得和缓了；或者由原来的迟或数经过治疗，脉搏的跳动和缓起来了，这是病退转愈的迹象；反之，脉搏的跳动由和缓而变得紧急，失去了柔和的特点，这表明疾病在恶化。

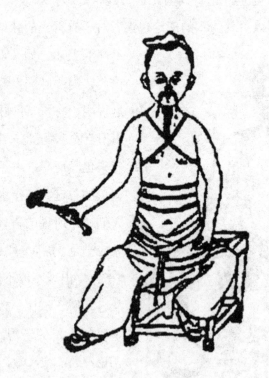

下篇　杂　说　篇

第十一讲　独处藏奸

"独处藏奸"理论能让我们一针见血地发现问题的所在，同时也提供给我们诊脉理论的拓展空间。

"独处藏奸"理论是中医诊断疾病时的一种技巧，在中医脉学理论中具有重要的现实指导意义。《素问·三部九候论》云："何以知病之所在？岐伯曰：察九候独小者病，独大者病，独疾者病，独迟者病，独热者病，独寒者病，独陷下者病。"这里所谓的独小，独大，独疾，独迟，独热，独寒，独陷是指在《黄帝内经》时期，医者运用三部九候的遍诊法诊断疾病时，对"独处藏奸"问题的认识。如果我们把这种认识问题的方法应用于由《难经》提出的、现在常用的、独取寸口的诊脉理论当中，它就具有了同等重要的现实意义。在我们用寸口脉诊断疾病时，如果发现两手寸口的寸、关、尺六部脉中，有一部或者几部，不同于其他部位的正常脉象表现，无

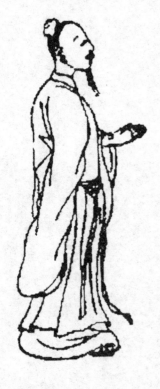

论它是表现为沉，或浮，或大，或小，或跳动有力，或跳动无力，我们都有理由怀疑它是否是病脉，这种诊脉的技巧，我们称之为："独处藏奸。"当我们把这种具有"独"的特点的脉象和我们所体悟的正常脉象以及其他部位的脉象加以比较，如果是病脉，就可以各遂其部而治之，或清，或温，或泄，或补，或升，或降等。如果两手寸口的寸、关、尺六部脉中，有一部脉独大，就说明此部脉邪气有余，有余者泄之；如果有一部脉独小，就说明正气不足，不足者补之；如果有一部脉独浮，说明病在阳，治疗当热者寒之或阳病治阴；如果有一部脉独沉，说明病在阴，治疗当寒者热之或阴病治阳等。当然，如果两手寸口的寸、

关、尺六部脉中，有一部或几部脉表现为或独滑，或独涩，或独弦，或独洪，更能说明一些具体问题。关于"独处藏奸"的问题，在清·陈士铎的《脉诀阐微》里就有一段很有意思的论述，书中谈到："人有天生细微之脉，不可动曰虚弱，当统六部同观之。倘一脉独旺，一脉独急，余脉皆现细微，此非虚弱之脉也，旺乃火旺，而急乃邪侵也，以此消息，断然不差。"这种对"独处藏奸"理论的认识显然是一种经验之谈，同时这也说明，"独处藏奸"理论在脉诊中具有特殊的作用和意义。基于这样的一种思维方法，我们可以把"独处藏奸"理论从理论上进一步推广：在两手寸口的寸、关、尺六部脉中，如果都显现为洪（浮而大散）的脉象，我们认为这是心脉在寸口的表现，心属火，如果胃气充足，就说明此人具有火性体质；如果都显现为浮（浮而短涩）的脉象，我们认为，这是肺脉在寸口的表现，肺属金，如果胃气充足，就说明此人具有金性体质；如果都显现为弦的脉象，我们认为，这是肝脉在寸口的表现，肝属木，如果胃气充足，就说明此人具有木性体质；如果都显现为沉（沉而濡滑）的脉象，我们认为，这是肾脉在寸口的表现，肾属水，如果胃气充足，就说明此人具有水性体质；如果六部脉都显现大而和缓的脉象，我们认为，这是脾脉在寸口的表现，脾属土，如果胃气充足，就说明此人具有土性体质。也就是说，两手寸口的寸、关、尺六部脉中，如果都表现为五脏脉象中的某一种，并且具有充和的特性（胃气充足），它所表明的意义是：一个人身体健康而具有显著的五行属性特征，这种情况与一个人本身所固有的五行属性有关。换句话说，如果六部脉都显现洪（浮而大散）的脉象，就说明我们候到了心脉，其人便具有火性体质，其人当面赤；如果六部脉都显现浮（浮而短涩）的脉象，就说明我们候到了肺脉，其人便具有金性体质，其人当面白；如果六部脉都显现弦的脉象，说明我们候到了肝脉，其人便具有木性体质，其人当面青；如果六部脉都显现沉（沉濡而滑）的脉象，就说明我们候到了肾脉，其人便具有水性体质，其人当面黑；如果六部脉都显现大而缓的脉象，就说明我们候到了脾脉，其人便具有土性体质，其人当面黄。反之，如果两手寸口的寸、关、尺六部脉都表现为特定的五行脉象而缺乏"徐而缓"（胃气充足）的特征，且面部的色泽不润泽或与之不相应，表明人体五脏中的某一脏出现了问题。如果两手寸口的六部脉不是同时表现为五脏脉中的某一种脉象，而是同时表现为其他形式的脉象，就更能说明一些问题。比如我们在前面反复提到的，女子产后和鼻衄、泄泻的患者都同时表现出沉细脉象的情况等。

对于"独处藏奸"这一诊脉技巧在寸口脉象上的反映，或者是通过五脏脉在寸口的反映对人体体质的了解问题，这都是经验之谈，临床脉诊经验丰富的中医师往往会体会得更深刻。不可否认的是，"独处藏奸"理论在对病机认识上，往往具有"一针见血"的作用。不过，从理论探讨这个角度来看，"独处藏奸"这种认识问题的方法也有不够严谨之处，比如《丹台玉案》所说的："或云独大者病，独小者病，此言犹未尽善，譬如，若寸口的寸、关、尺三部脉有两部皆受热邪，则两部洪盛，而一部独小者得其中也，今若以小配大者，不去凉二部之热而反来温一部之寒，吾恐如抱薪救火，而反伤其一部中和之体，可不损人之天年者也？"事实上，《丹台玉案》在这里提出的问题是：两手寸口的寸、关、尺六部脉中，有一部脉表现出独大或者独小，就一定意味着它是病脉吗？如果六部脉中有一部脉表现出独大或者独小，其主病的理论依据是什么？这个问题的答案就是：谷气（胃气）。"谷气之来徐而缓"。所以，我们在认定"独处藏

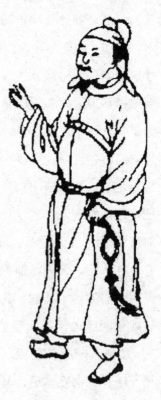

奸"这个问题时，要以谷气（胃气）作为唯一的衡量标准，这又让我们想起《丹台玉案》里面的另一句话："夫诊脉下指之时，须关胃气为主。"如果这个"独"的脉象具有徐而缓（谷气或者胃气）的特征，就说明此部的"独"是正常的脉象表现，其余各部反而是病脉；反之，如果此部的"独"缺乏徐而缓（谷气或者胃气）的特征，就意味着它是病脉。尽管从理论的角度来看，对"独处藏奸"问题的认识还需要做一个"真伪"的鉴别，但仍不失其重要的临床指导意义。

第十二讲　脉学模型的建立

依据经典的脉学理论建立一个正常的，标准的脉学模型，使我们能够有一个可以比对的参照物，从而来区分出不同病理状况下的脉象，这是一种有益的理论尝试并对临床具有现实指导意义。

我们在前面讨论寸口脉的阴阳五行属性的时候，是从阴阳五行的理论角度出发，对正常脉象进行思考并加以扩展来认识寸口脉形成的原理的。"在心易了，指下难明"。这种对脉学临床体会的经验结告诉人们：学习并掌握脉学又能够在临证时加以灵活运用，并不是一件很容易的事情。"在心易了"是对脉象了了的问题，这个问题似乎容易解决，读一些脉学著作，就会对脉象产生一些内心的感受，因为作为一位中医师或者中医爱好者，要记忆一些常见的脉象和主病的问题，似乎并不是什么困难的事情。那么，如何才能在临床实践中解决"指下难明"这个问题呢？这个"难"究竟难在何处，恐怕莫过于对正常脉象的考量了。如果我们对正常的脉象可以通过比对加以认识，并以比对的结果来制作一个脉学的模型，并以此脉学模型作为基础的衡量标准或者说尺度，来区分一个人健康与否或者发病的情况，相信"指下难明"的问题就会迎刃而解。那么，正常的脉象或者说我们认为的、标准的脉学模型都有哪些特点呢？①有正常脉象的人，人们把它称作"平人""平人"具有"呼吸定息脉五动"的特点。《素问·平人气象论》指出："人一呼脉再动，一吸脉亦再动，呼吸定息脉五动，闰以太息，命曰平人，平人者不病也。"这种对"平人"脉象的论述是从脉率的角度来考察正常脉象的，从脉搏跳动的频率来看，一个人一呼一吸和呼吸定息之间，脉搏刚好跳动五次，被认作是正常的脉象。当然，我们前面讨论过，运动员经过特殊训练，其一呼一吸和定息之间出现脉搏跳动四次的情况，也算作"平人"脉象。②寸口正常的脉象表现反映在尺寸上是存在差异的。我们在前面讨论寸口脉的阴阳属性时谈到过，由于"关之前者，阳之动也，脉当见九分而浮""关之后，阴之动也，脉当见一寸而沉"，所以正常脉象相对来说具有寸部脉浮而尺部脉沉的特点，而且寸部脉和尺部脉这种浮沉的特点必须以具有和缓的特性作为衡量一个人健康的标准。③由于男女之间存在性别上的差异，这种性别上的差异反映到寸口脉的尺寸上，尺寸脉也相应地会有不同的表现。我们在前面讨论过，由于寸部脉属阳而尺部脉属阴，男子属阳而女子属阴，这就决定了生理状态下的男子和女子，其尺寸脉的表现有了《难经•十九难》所说的："女子尺脉恒盛，男子尺脉恒弱。"的脉象特点。而这种"恒盛"和"恒弱"的不同，是通过对尺寸脉的比较而得到的，我们以此作为参照，就可以通过比较来发现一个人的阴阳是否发生了偏盛和偏衰的情况。④五脏的五行属性特点反映到寸口的脉象上，其所存在的差异表现不能算作病脉的依据。我们知道，人体的心、肝、肺、脾、肾五脏分别具有火、木、金、土、水的五行属性，一个健康的人，无论自身条件如何，都会打上五行的烙印，而这在脉象表现上，就会相应地

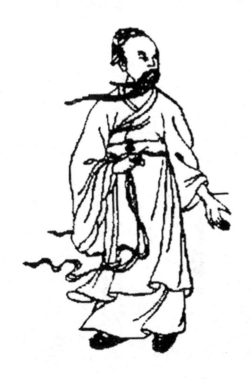

存在或洪（浮而大散），或弦，或浮（浮而短涩），或缓，或沉（沉濡而滑）等不同脉象特点。所以，无论我们发现一个人具有以上哪种脉象特点，如果其脉象具有和缓、充满胃气的特征，都可以认为是正常的脉象表现。⑤先天因素决定了不同禀赋的人可能具有不同的脉象。我们走在大街上，会发现不同的个体之间存在着胖与瘦、高与矮的不同，从皮肤的色泽上看，又存在黑与白、赤与黄等不同，这些体质上的差异，

与每一个自然个体的先天因素有关。而不同个体的差异反映到寸口的脉象上，往往就会呈现出不同的脉象特点。如《脉经》所指出的那样："凡诊脉，当视其人大小、长短及性气缓急。脉之迟速、大小、长短皆如其人形性者，则吉。反之者，则为逆也。脉三部大都欲等，只如小人、细人、妇人脉小软。小儿四五岁，脉呼吸八至，细数者，吉。"《千金翼方》也指出："人大而脉细，人细而脉大，人乐而脉实，人苦而脉虚，性急而脉缓，性缓而脉躁，人壮而脉细，人羸而脉大，此皆为逆，逆则难治。反此为顺，顺则易治。凡妇人脉常欲濡弱于丈夫。小儿四五岁者，脉自快疾，呼吸八至也。男左大为顺，女右大为顺。肥人脉沉，瘦人脉浮。"以上这些论述告诉我们：诊脉时，对不同的个体要学会区别对待，做到具体问题具体分析。《诊家枢要》通过总结，做出了更进一步的、较全面地论述："脉者气血之先也，气血盛则脉盛，气血衰则脉衰，气血热则脉数气血寒则脉迟，气血微则脉弱，气血平则脉治，又长人脉长，短人脉短，性急人脉急，性缓人脉缓。左大顺男，右大顺女，男子尺脉恒盛，女子尺脉恒弱，此皆其常也，反之则逆。"⑥年轻人和老年人在脉象表现上存在差异。由于老年人精气不足，血气衰弱，而年轻人精气充盛，血气也旺盛。所以，相对来说，年纪大的人，其血脉运行的时候，在指下跳动的力度就不如年轻人那么"洪盛"。由此可以发现，所谓的"在心易了，指下难明"，只不过是没有一个脉学的判断标准可以供我们参考，从而来区

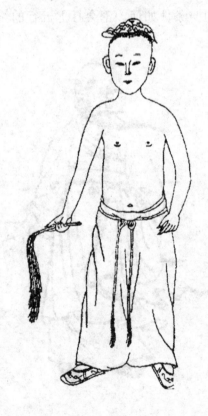

分纷繁复杂的脉象罢了。通过对具有不同体质的个体脉象的了解和把握，把我们所认识到脉的阴阳五行属性特点有机地结合起来，建立一个可以作为参照物的基本脉学模型，并以此基本脉学模型把病理的脉象和生理的脉象有效地区分开来，进一步发现病理脉象所代表的病理意义。当然，我们建立这样一个基本的脉学模型，是基于不同的个体、个体自身的所有因素和不同个体所共同具备的因素的综合。如果我们再把外界环境因素对寸口脉跳动的影响考虑进去，就会形成一个比较完美的、标准的脉学模型。外界环境因素对人体脉象的影响主要表现在四季气候的变化上，至于四季气候变化对脉象的影响，古人总结为："春弦，夏洪，秋毛，冬石。"举一个简单的例子：西医内科的临床医生通常喜欢静脉注射，有经验的护士都明白这样一个道理：在夏季，血管扩张，很容易找到注射的血管，而在冬季，血管收缩，就不太好辨认了，这充分表明了一年四季气候的变化对人体血脉所造成的影响。在夏季，血管通过扩张来散热，脉搏的跳动就会变得比较浅露而粗大；在冬季，为了抵御严寒，保存体温，血管就会收缩，就不那么容易被发现了。我们举这个例子就是为了表明：四季气候的变化对血脉的运行确实存在影响，而我们诊脉的时候也应该把这些因素考虑进去。《素问·脉要精微论》指出："万物之外，六合之内，天地之变，阴阳之应，彼春之暖，为夏之暑，彼秋之忿，为冬之怒，四变之动，脉与之上下，以春应中规，夏应中矩，秋应中衡，冬应中权。是故冬至四十五日，阳气微上，阴气微下；夏至四十五日，阴气微上，阳气微下。阴阳有时，与脉为期，期而相失，知脉所分，分之有期，故知死时。"另外一个影响脉象变化的重要外界因素是：饮食生活对脉象的影响。日常的生活行为方式也往往会成为影响脉象变化的主要因素，这些因素往往会叠加在寸口脉对身体基本层面的反映上，成为干扰因素，必须予以排除。比如说饭后或者饮酒后等，寸口脉的跳动就会相应地表现出滑数的特征，这些都是我们在临证时需要考虑的因素。所以，《素问·

脉要精微论》就提出了："诊法常以平旦，阴气未动，阳气未散，饮食未进，经脉未盛，络脉调匀，气血未乱，故乃可诊有过之脉。"在人的一天当中，清晨之时刚刚睡醒，没有做过剧烈的运动，也没有进饮食，思维平静，各种对脉象干扰的因素都降到最低水平。所以诊脉的最佳时机是清晨，这就把各种外界的干扰因素尽可能地排除在外，此时，通过诊脉就可以获取身体状况的正确信息。

第十三讲 望色与切脉

从理论的角度来看，在通常情况下，无论是生理或是病理的情况下，色脉都应当是相应的，如果色脉不相应，就能够提供给我们更多不同的信息供我们在临床时做参考。

望色是中医望诊的重要内容，切脉是中医必备的临床技能，《黄帝内经》云："能合色脉，可以万全。"说明了望色和切脉在中医诊断中的相互关系和地位。在日常生活中，我们常常会发现人的皮肤色泽存在较大的差异，这是由每个人所具有的五行属性所决定的。每一个人都有其固有的阴阳属性，男性具有阳的属性，女性具有阴的属性，无论一个人是男是女，又被分别赋予五行的属性特征。金、木、水、火、土五行和肺、肝、肾、心、脾五脏分别相对应，这样，人体的五脏就分别具有了五行的属性，一个人的皮肤色泽就是五脏之气通过五行的属性特点在皮肤上的反映。肺属金，具有金性体质的人皮肤就白；肝属木，具有木性体质的人皮肤就青；肾属

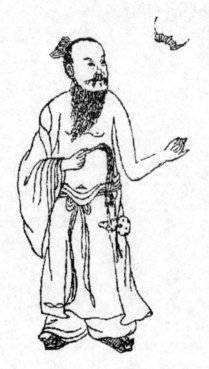

水，具有水性体质的人皮肤就黑；心属火，具有火性体质的人皮肤就赤；脾属土，具有土性体质的人皮肤就黄。《医宗金鉴•四诊心法要诀》云："肝之精华，化为色青；心之精华，化为色赤；脾之精华，化为色黄；肺之精华，化为色白；肾之精华，化为色黑也。"无论一个人的皮肤具有什么样的颜色，都应当是润泽的，皮肤润泽说明人的"胃气"充足，是健康的体现，反之，无论一个人的皮肤表现为什么样的颜色，如果皮肤枯槁，缺乏弹性，就表明胃气（或者说是神气）不足，是不健康的表现。五脏分属于五行，五脏之

气的盛衰也同样会在脉象上反映出来。所以，寸口的脉象也就有了五行的属性，这也是我们在前面分别讨论五脏脉的原因。在通常情况下，无论一个人健康与否，其脉象的表现对于皮肤的色泽来说都应当是一致的，即脉浮（浮而短涩）的人面白，脉沉（沉濡而滑）的人面黑，脉弦的人面青，脉洪（浮而大散）的人面赤，脉缓的人面黄。《难经》云："假令色青，其脉当弦而急；色赤，其脉浮大而散；色黄，其脉中缓而大；色白，其脉浮涩而短；色黑，其脉沉濡而滑。此所谓五色之与脉当参相应也。"如果我们把望到的皮肤色泽和脉象一一对应起来，就会对身体的状况做出一个基本的判定。《素问•移精变气论》指出："色脉者，上帝之所贵也，先师之所传也。上古使僦贷季，理色脉而通神明，合之金木水火土四时八风六合，不离其常，变化相移，以观其妙，以知其要，欲知其要，则色脉是矣。色以应日，脉以应月，常求其要，则其要也。夫色之变化，以应四时之脉，此上帝之所贵，以合于神明也，所以远死而近生。"由此可见，古人对于色脉的对比观察在诊断中具有怎样的地位。五色与五脏脉相对应并充满精、气、神，是一个健康人的特征表现，如果一个人的皮肤色泽和脉象出现了不相互对应的情况，就说明很多问题。第一，表明是新病或是久病。《素问•诊要经终论》指出："征其脉小色不夺者，新病也；征其脉不夺其色夺者，此久病也；征其脉与五色俱夺者，此久病也；征其脉与五色俱不夺者，新病也。"就色脉的变化来说，脉象反映的是五脏气血变化和正邪对立的情况，皮肤色泽反映的是五脏气血盛衰的情况，如果我们诊到了病脉，而患者的皮肤色泽没有什么变化，说明病的时间较短或者病情较轻，疾病对人体的伤害还没有达到足够改变五脏气血基本状况的层面，所以"征其脉小色不夺"说明是"新病"；如果寸口脉相对于正常的脉象来说发生了变化而胃气尚存，而患者皮肤的色泽始终表现为病态（色夭而皮肤枯槁），就表明是"久病"，这是由于"久病"，五脏气血发生显著的变化并反映到皮肤的色泽上，同时，在脉象上也表现为病态；如果脉象呈现的是病脉且失去了和缓的特性（胃气不足），在皮肤色泽上表现为色夭枯槁，这就表明是"久病"；如果脉搏具有和缓的特点，皮肤的色泽也没有显著的变化，这就说明是"新病"。第二，表明疾病的轻重和转归。《难经·十三难》指出："经言见其色而不得其脉，反得相胜之脉者即死；得相生之脉者，病即自已。色之与脉当参相应，为之奈何？然：五脏有五色，皆见于面，亦当与寸口尺内相应。假令色青，其脉当弦而急；色赤，其脉浮大而散；色黄，其脉中缓而大；色白，其脉浮涩而短；色黑，其脉沉濡而滑。此所谓五色之与脉，当参相应也。"五色与五脏脉都有五行的属性，而五行之间又存在着生克的关系。所以，如果皮肤的色泽和五脏脉之间存在相生关系，就表明疾病较轻，预后良好；如果皮肤的色泽和五脏脉之间存在相克关系，就表明疾病较重，预后不良。同理，寸口的脉象自身也存在生克的关系，这种生克关系也能够预测疾病的轻重和转归。如《寿世保元》云："心脉在左手寸口是也，寸口脉来累累如连者，曰平。心以胃气为本，夏心火旺，其脉浮，洪大而散名曰平脉也，反得沉濡而滑者，肾乘心，水之克火，大逆不治，反得弦而长是肝乘心，母之克子，虽病当愈。反得缓而大，是脾乘心，子之乘母，虽病当愈。反得微涩而短，是肺之乘心，金之凌火，为微邪，虽病不死"等。就是很有力的说明。

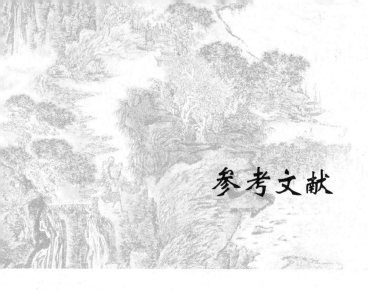

参考文献

[1] 黄帝内经素问　王冰 注

[2] 难经　秦越人

[3] 濒湖脉学　李时珍

[4] 丹台玉案　孙文胤

[5] 伤寒论　张仲景

[6] 金匮要略　张仲景

[7] 脉经　王叔和

[8] 三指禅　周学霆

[9] 中医诊断学　邓铁涛

[10] 中医内科学　张伯臾

[11] 张氏医通　张璐

[12] 黄帝八十一难经纂图句解李駉

[13] 慎斋遗书　周慎斋

[14] 脉诀阐微　陈士铎

[15] 备急千金要方　孙思邈

[16] 诊家正眼　李中梓

[17] 诊宗三昧　张璐

[18] 脉理求真　黄宫绣

[19] 诊家枢要　滑寿

[20] 脉理汇参　余之隽

[21] 难经本义　滑寿

[22] 脉象统类　沈金鳌

[23] 四诊抉微　林之翰

[24] 脉说　叶霖

[25] 脉确　黄蕴兮

[26] 灵枢经　马元台 注

[27] 千金翼方　孙思邈

[28] 医宗金鉴　吴谦

[29] 寿世保元　龚廷贤

[30] 医宗必读　李中梓

值得期待的中医临床力作

中国科技版广受欢迎的中医原创作品

（排名不分先后）

书　名	作者	定价
临证传奇：中医消化病实战巡讲录	王幸福	￥29.50
王光宇精准脉学带教录	王光宇	￥29.50
医林求效：杏林一翁临证经验集录	王　军	￥26.50
医门推敲·壹：中医鬼谷子杏林实践录	张胜兵	￥26.50
医门推敲·贰：中医鬼谷子杏林实践录	张胜兵	￥29.50
医门推敲·叁：中医鬼谷子医理纵横术	张胜兵	￥35.00
针灸经外奇穴图谱	郝金凯	￥182.00
人体经筋循行地图	刘春山	￥59.00
中医脉诊秘诀：脉诊一学就通的奥秘	张湖德等	￥29.50
朱良春精方治验实录	朱建平	￥26.50
中医名家肿瘤证治精析	李济仁	￥29.50
李济仁痹证通论	李济仁等	￥29.50
国医大师验方秘方精选	张　勋等	￥29.50
杏林阐微：三代中医临证心得家传	关　松	￥29.50
脉法捷要：带您回归正统脉法之路	刘建立	￥26.50
药性琐谈：本草习性精研笔记	江海涛	￥29.50
伤寒琐论：正邪相争话伤寒	江海涛	￥29.50
医方拾遗：一位基层中医师的临床经验	田丰辉	￥26.50
深层针灸：四十年针灸临证实录	毛振玉	￥26.50
杏林心语：一位中医骨伤医师的临证心得	王家祥	￥26.50
医术推求：用药如用兵杂感	吴生雄	￥29.50
杏林发微：杂案验案体悟随笔	余泽运	￥29.50
杏林碎金录：30年皮外科秘典真传	徐　书	￥29.50
医海存真：医海之水源于泉	许太海	￥29.50
医门微言：凤翅堂中医稿（第一辑）	樊正阳	￥29.50
医门微言：凤翅堂中医稿（第二辑）	樊正阳	￥29.50
医门凿眼：心法真传与治验录	樊正阳	￥29.50
医门锁钥：《伤寒论》方证探要	樊正阳	￥29.50
中医传薪录：华夏中医拾珍（第一辑）	王家祥	￥29.50

全国各大书店及网上书店均有销售